受験生の皆さんへ

　過去の問題に取り組む目的は、(1)出題傾向(2)出題方式(3)難易度(4)合格点を知り、これからの受験勉強に役立てることにあります。出題傾向などがつかめれば目的は達成したことになりますが、それを一歩深く進めるのが、受験対策の極意です。

　せっかく志望校の出題と取り組むのですから、本番に即した受験対策の場に活用すべきです。では、どうするのか。

　第一は、実際の入試と同じ制限時間を設定して問題に取り組むこと。試験時間が六十分なら六十分以内で挑戦し、時間配分を感覚的に身に付ける訓練です。

　二番目は、きっちりとした正答チェック。正解出来なかった問題は、正解できるまで、徹底的に攻略する心構えが必要です。間違えた場合は、単なるケアレスミスなのか、知識不足が原因のミスなのか、考え方が根本的に間違えていたためのミスなのか、きちんと確認して、必ず正解が書けるようにしておく。

　正答が手元にある過去問題にチャレンジしながら、正解できなかった問題をほったらかしにする受験生もいます。そのような受験生に限って、他の問題集をやっても、間違いを放置したまま、次の問題、次の問題と単に消化することだけに走っているのではないかと思います。過去問題であれ問題集であれ、間違えた問題は、正解できるまで必ず何度も何度も繰り返しチャレンジする。これが必勝の受験勉強法なことをお忘れなく。

入試問題検討委員会

【本書の内容】

1. 本書は過去6年間の薬学部薬学科の学校推薦型選抜公募制推薦入試の問題と解答を収録しています。

2. 英語・化学の問題と解答を収録しています。尚、大学当局より非公表の問題は掲載していません。（平成31年度以降の問題には試験時間を掲載）

3. 現在受験生を指導している、すぐれた現場の先生方による解答解説を掲載しています。

4. 本書は問題の微細な誤りをなくすため、実物の入試問題を大学より提供を受け、そのまま画像化して印刷しています。

5. 解答後の記録、分析のためにチェックシートを掲載しています。 実力分析、課題発見等にご活用ください。（目次の後に掲載しています。コピーをしてご活用ください。）

　尚、本書発行にご協力いただきました先生方に、この場を借り、感謝申し上げる次第です。

目　　次

_____年度　　　　大学　　　　学部　　　科目 _____

月　　日実施

【問題No.　】	目標	実際	〈評価と気付き〉
時間	分	分	
得点率	%	%	

【問題No.　】	目標	実際	〈評価と気付き〉
時間	分	分	
得点率	%	%	

【問題No.　】	目標	実際	〈評価と気付き〉
時間	分	分	
得点率	%	%	

【問題No.　】	目標	実際	〈評価と気付き〉
時間	分	分	
得点率	%	%	

【問題No.　】	目標	実際	〈評価と気付き〉
時間	分	分	
得点率	%	%	

【問題No.　】	目標	実際	〈評価と気付き〉
時間	分	分	
得点率	%	%	

【問題No.　】	目標	実際	〈評価と気付き〉
時間	分	分	
得点率	%	%	

【問題No.　】	目標	実際	〈評価と気付き〉
時間	分	分	
得点率	%	%	

【問題No.　】	目標	実際	〈評価と気付き〉
時間	分	分	
得点率	%	%	

【Total】	目標	実際	《総合評価》 （解答の手順・時間配分、ケアレスミスの有無、得点の獲得状況等）
時間	分	分	
得点率	%	%	

【得点アップのための対策】　　　　　　　　　　　　　　　　　　　　実行完了日

- 　　　　　　　　　　　　　　　　　　　　　　　　　　　　　　　　　／
- 　　　　　　　　　　　　　　　　　　　　　　　　　　　　　　　　　／
- 　　　　　　　　　　　　　　　　　　　　　　　　　　　　　　　　　／
- 　　　　　　　　　　　　　　　　　　　　　　　　　　　　　　　　　／

《チェックシート》　※解答後の分析にご活用ください

令和5年度

問　題　と　解　答

化 学

問題

（60分）

5年度

問１〜問２３の解答を，指定された解答欄にマークせよ。

必要があれば，次の数値を用いよ。

原子量：H = 1.0，C = 12，N = 14，O = 16，Na = 23，S = 32，Cl = 35.5，K = 39，
Cu = 64

アボガドロ定数：6.02×10^{23} / mol

気体定数：8.3×10^3 Pa·L / (K·mol)

ファラデー定数：9.65×10^4 C / mol

セルシウス温度目盛りのゼロ点　0 ℃：273 K

標準状態での理想気体のモル体積：22.4 L / mol

『余　白』

1　次の問い（**問1～問5**）に答えよ。　　　　　　　　　（２５点）

問1　原子およびイオンに関する記述のうち，正しいもののみをすべて含む組み合わせはどれか。

マーク式解答欄　**1**

(a)　原子に含まれる陽子の数と電子の数の和を質量数という。

(b)　原子番号 6 の炭素原子では，K 殻に 2 個，L 殻に 2 個，M 殻に 2 個の電子が収容される。

(c)　酸素原子の価電子の数は，硫黄原子の価電子の数と同じである。

(d)　ナトリウムイオン Na^+ の電子配置は，塩化物イオン Cl^- の電子配置と同じである。

(1) [(a)]　　　　　(2) [(b)]　　　　　(3) [(c)]
(4) [(d)]　　　　　(5) [(a), (b)]　　　(6) [(a), (c)]
(7) [(a), (d)]　　　(8) [(b), (c)]　　　(9) [(b), (d)]
(10) [(c), (d)]

問2　以下の (a)～(c) の化合物について，窒素原子の酸化数が大きいものから順に正しく並んでいるものはどれか。

マーク式解答欄　**2**

(a) 窒素 N_2　　　　(b) 二酸化窒素 NO_2　　　　(c) 硝酸 HNO_3

(1)　　　(a) ＞ (b) ＞ (c)
(2)　　　(a) ＞ (c) ＞ (b)
(3)　　　(b) ＞ (a) ＞ (c)
(4)　　　(b) ＞ (c) ＞ (a)
(5)　　　(c) ＞ (a) ＞ (b)
(6)　　　(c) ＞ (b) ＞ (a)

問3　理想気体に関する次の記述を読んで，〔　A　〕，〔　B　〕にあてはまる最も適当な図の組み合わせはどれか。

1．気体の物質量と温度が一定のとき，気体が示す圧力 x〔**Pa**〕と体積 y〔**L**〕との関係を示す最も適当な図は，**(a)〜(c)** のうち〔　A　〕である。

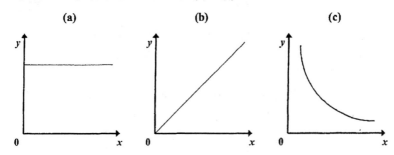

2．気体の物質量と温度が一定のとき，気体が示す圧力 x〔**Pa**〕と，圧力と体積の積 z〔**Pa·L**〕との関係を示す最も適当な図は，**(d)〜(f)** のうち〔　B　〕である。

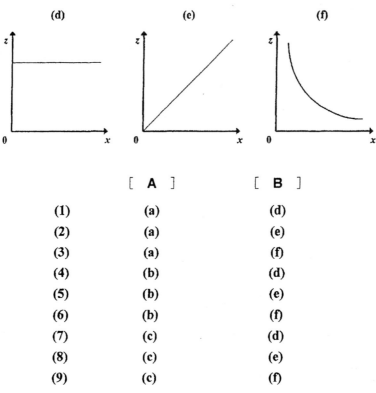

	〔　A　〕	〔　B　〕
(1)	(a)	(d)
(2)	(a)	(e)
(3)	(a)	(f)
(4)	(b)	(d)
(5)	(b)	(e)
(6)	(b)	(f)
(7)	(c)	(d)
(8)	(c)	(e)
(9)	(c)	(f)

問4 限られた量の酸素で，黒鉛（グラファイト）**6.0 g** をすべて燃焼したところ，一酸化炭素と二酸化炭素からなる混合気体のみが生じた。また，この反応では **168.7 kJ** の熱が放出された。この混合気体に含まれる一酸化炭素の物質量は二酸化炭素の物質量の何倍か。最も近い値を選べ。ただし，一酸化炭素および二酸化炭素の生成熱は，それぞれ **111 kJ/mol** と **394 kJ/mol** とする。

マーク式解答欄　**4**

(1) 0.20 倍	(2) 0.25 倍	(3) 0.40 倍	(4) 0.50 倍
(5) 2.0 倍	(6) 2.5 倍	(7) 4.0 倍	(8) 5.0 倍

問5 糖類に関する記述のうち，正しいもののみをすべて含む組み合わせはどれか。

マーク式解答欄　**5**

(a) 水溶液中で，フルクトースは六員環構造と五員環構造のいずれの環状構造もとることができる。

(b) グルコースはフルクトースの立体異性体である。

(c) マルトースは **2** 分子のグルコースが脱水縮合により結合しており，その水溶液は還元性を示す。

(d) セルロースにアミラーゼを作用させると，加水分解されてマルトースを生成する。

(1) [(a)]	(2) [(b)]	(3) [(c)]
(4) [(d)]	(5) [(a), (b)]	(6) [(a), (c)]
(7) [(a), (d)]	(8) [(b), (c)]	(9) [(b), (d)]
(10) [(c), (d)]		

『余　白』

2 次の記述を読んで，問い（**問6～問9**）に答えよ。　　　　（２２点）

一定温度で一定量の溶媒に溶ける溶質の量には限度があり，それ以上多くの溶質を溶かすことはできない。この限度に達した溶液を(i)飽和溶液といい，溶解する溶質の量の限度を溶解度という。表1は，水 100 g に対する固体の溶解度を温度ごとに示したものである。なお，以下の A さんの実験においては，溶解熱は無視できるものとする。

表1　固体の水への溶解度 [g/100 g 水]

溶質	20 ℃	30 ℃	40 ℃	60 ℃
硝酸カリウム KNO_3	31.6	45.6	63.9	109
塩化カリウム KCl	34.0	37.1	40.0	45.8
塩化ナトリウム $NaCl$	37.8	38.0	38.3	39.0
塩化アンモニウム NH_4Cl	37.5	41.6	45.9	55.0
硫酸銅(II)無水塩 $CuSO_4$	20.0	24.1	28.7	39.9

A さんは，硝酸カリウムを使用した実験を行うことにした。薬品棚には硝酸カリウムのほかに，塩化カリウム，塩化ナトリウム，塩化アンモニウム，硫酸銅(II)無水塩の入ったビンが置かれていた。**30 ℃ の水 500 g に硝酸カリウム 193 g を溶かしたつもりだった**が，完全には溶解せずに沈殿が見られた。このことから，A さんは誤って硝酸カリウムではなく，それ以外の 4 種類の化合物（塩化カリウム，塩化ナトリウム，塩化アンモニウム，硫酸銅(II)無水塩）のうちのいずれかの化合物を用いてしまったことに気がついた。そこで，A さんは自分が何を用いたのかを決定する実験を行った。

まず A さんは，この 4 種類の化合物のうち，溶け残りがあったことから化合物 X を除く 3 種類が候補になると判断した。(ii)次に，この 3 種類の候補のうちのどれを用いたかを特定するために，溶け残った化合物をろ過によりすべて回収して乾燥させ質量を測定したところ，7.5 g であった。この実験結果から，A さんは自分が誤って用いた化合物 Y を特定した。

問6　下線部 (i) について，**40 °C** の塩化カリウムの飽和水溶液 **500 g** に含まれる塩化カリウムの質量〔**g**〕として，最も近い値を選べ。

マーク式解答欄　**6**

(1)	111	(2)	132	(3)	143	(4)	158
(5)	192	(6)	204	(7)	230	(8)	319

問7　化合物 **X** と **Y** の正しい組み合わせはどれか。

マーク式解答欄　**7**

	化合物 **X**	化合物 **Y**
(1)	塩化カリウム	塩化ナトリウム
(2)	塩化カリウム	塩化アンモニウム
(3)	塩化ナトリウム	塩化カリウム
(4)	塩化ナトリウム	塩化アンモニウム
(5)	塩化ナトリウム	硫酸銅(II)無水塩
(6)	塩化アンモニウム	塩化カリウム
(7)	塩化アンモニウム	塩化ナトリウム
(8)	塩化アンモニウム	硫酸銅(II)無水塩
(9)	硫酸銅(II)無水塩	塩化ナトリウム
(10)	硫酸銅(II)無水塩	塩化アンモニウム

『余　白』

問**8**　下線部 (ii) について，誤って用いた化合物 **Y** を特定することは，ろ過をして溶け残った化合物の質量を測定するのではなく，沈殿を含む溶液の温度を変えることによっても可能である。次の記述のうち，正しいもののみをすべて含む組み合わせはどれか。ただし，水の蒸発は無視できるものとする。

マーク式解答欄　**8**

(a)　40 °C まで加熱して完全に溶解すれば，化合物 **Y** を特定できる。

(b)　40 °C まで加熱しても溶け残りがあれば，化合物 **Y** を特定できる。

(c)　60 °C まで加熱して完全に溶解すれば，化合物 **Y** を特定できる。

(d)　60 °C まで加熱しても溶け残りがあれば，化合物 **Y** を特定できる。

(1) [(a)]　　　　(2) [(b)]　　　　(3) [(c)]
(4) [(d)]　　　　(5) [(a), (b)]　　(6) [(a), (c)]
(7) [(a), (d)]　　(8) [(b), (c)]　　(9) [(b), (d)]
(10) [(c), (d)]

問**9**　30 °C の水 500 g に硫酸銅(II)五水和物 $CuSO_4 \cdot 5H_2O$ 200 g を完全に溶解し，20 °C まで冷却したところ，硫酸銅(II)五水和物の結晶が析出した。このとき析出した硫酸銅(II)五水和物の質量〔g〕として，最も近い値を選べ。なお，硫酸銅(II)五水和物の溶解熱は無視できるものとする。

マーク式解答欄　**9**

(1)　12　　　　(2)　15　　　　(3)　24　　　　(4)　30
(5)　36　　　　(6)　45　　　　(7)　48　　　　(8)　60

『余　白』

3 次の記述を読んで，問い（**問10～問13**）に答えよ。ただし，水溶液の温度は **25 ℃** であるとする。

(22点)

3つの水溶液 **A**，**B**，**C** は，6種類の金属イオン Ag^+，Al^{3+}，Ba^{2+}，Na^+，Pb^{2+}，Zn^{2+} のうち，それぞれが異なる1種類の金属イオンのみを含む。3つの水溶液に対して以下の**操作1～3**を行い，水溶液中の金属イオンの特定を行った。

操作1：3つの水溶液 **A**，**B**，**C** に，それぞれ少量の水酸化ナトリウム水溶液を加えたところ，水溶液 **A** と **B** では白色沈殿を生じた。水溶液 **C** では沈殿は生じなかった。

操作2：新しく用意した3つの水溶液 **A**，**B**，**C** に，それぞれ強い酸性条件下で十分に硫化水素を通じたところ，水溶液 **A** のみ黒色沈殿を生じた。水溶液 **B** と **C** では沈殿は生じなかった。

操作3：新しく用意した3つの水溶液 **A**，**B**，**C** に，それぞれ少量の希硫酸を加えたところ，水溶液 **A** と **C** では白色沈殿を生じた。水溶液 **B** では沈殿は生じなかった。

　以上の**操作1～3**により水溶液 **A** と **C** に含まれる金属イオンを特定できたが，(i)水溶液 **B** に含まれる金属イオンは特定できなかった。

『余　白』

問10　水溶液 **A** と **C** に含まれる金属イオンの組み合わせとして，正しいものはどれか。

マーク式解答欄　**10**

	水溶液 **A**	水溶液 **C**
(1)	Ag^+	Al^{3+}
(2)	Ag^+	Ba^{2+}
(3)	Ag^+	Na^+
(4)	Ag^+	Pb^{2+}
(5)	Ag^+	Zn^{2+}
(6)	Pb^{2+}	Ag^+
(7)	Pb^{2+}	Al^{3+}
(8)	Pb^{2+}	Ba^{2+}
(9)	Pb^{2+}	Na^+
(10)	Pb^{2+}	Zn^{2+}

問11　下線部（ⅰ）について，以下の**(a)〜(d)**の操作のうち，**操作1〜3**に加えて行うことで，水溶液 **B** に含まれる金属イオンを特定できるもののみをすべて含む組み合わせはどれか。

マーク式解答欄　**11**

(a)　新しく用意した水溶液 **B** に，少量の希塩酸を加える。
(b)　新しく用意した水溶液 **B** に，過剰量の水酸化ナトリウム水溶液を加える。
(c)　新しく用意した水溶液 **B** に，少量のアンモニア水を加える。
(d)　新しく用意した水溶液 **B** に，過剰量のアンモニア水を加える。

(1)　[(a)]	(2)　[(b)]	(3)　[(c)]
(4)　[(d)]	(5)　[(a), (b)]	(6)　[(a), (c)]
(7)　[(a), (d)]	(8)　[(b), (c)]	(9)　[(b), (d)]
(10)　[(c), (d)]		

問12　操作2と関連して，金属イオンとして 1.2×10^{-2} mol/L の Fe^{2+} のみを含む中性の水溶液に，硫化水素 H_2S を通じると，難溶性の塩である硫化鉄(II) FeS の沈殿が生じる。FeS の沈殿が生じるための，硫化物イオンの濃度 $[S^{2-}]$ 〔mol/L〕の条件として正しいものを選べ。ただし，FeS の溶解度積 K_{sp} は 3.6×10^{-19} mol^2/L^2 とする。

マーク式解答欄　**12**

(1)　$[S^{2-}] < 3.0 \times 10^{-21}$　　　　(2)　$[S^{2-}] > 3.0 \times 10^{-21}$

(3)　$[S^{2-}] < 4.3 \times 10^{-21}$　　　　(4)　$[S^{2-}] > 4.3 \times 10^{-21}$

(5)　$[S^{2-}] < 3.0 \times 10^{-17}$　　　　(6)　$[S^{2-}] > 3.0 \times 10^{-17}$

(7)　$[S^{2-}] < 4.3 \times 10^{-17}$　　　　(8)　$[S^{2-}] > 4.3 \times 10^{-17}$

問13　問12において，Fe^{2+} を含む水溶液を酸性にすると，十分な量の H_2S を通じても FeS の沈殿が生じないことがある。以下，これについて考える。

　水溶液に H_2S を通じたとき，H_2S は水に溶けて**式①**のような電離平衡が成立する。また，この反応の電離定数 K は**式②**のように定義される。

$$H_2S \rightleftharpoons 2H^+ + S^{2-} \qquad 式①$$

$$K = \frac{[H^+]^2[S^{2-}]}{[H_2S]} = 1.2 \times 10^{-21}\ mol^2/L^2 \qquad 式②$$

　水溶液の水素イオン濃度 $[H^+]$ を大きくすると，**式①**の平衡は左に移動して，$[S^{2-}]$ は小さくなる。また，**式②**から，H_2S の濃度 $[H_2S]$ が飽和により一定であれば，$[S^{2-}]$ が $[H^+]$ のみに依存する値であることがわかる。金属イオンとして 1.2×10^{-2} mol/L の Fe^{2+} のみを含む水溶液に，十分な量の H_2S を通じて水溶液中の $[H_2S]$ を 0.10 mol/L に保ったとき，FeS の沈殿が生じる pH の条件として正しいものを選べ。ただし，FeS の溶解度積 K_{sp} は 3.6×10^{-19} mol^2/L^2 とし，必要があれば，$\log_{10} 2 = 0.30$ を用いよ。

マーク式解答欄　**13**

(1)　pH > 2.0　　　　(2)　pH > 2.7　　　　(3)　pH > 3.0

(4)　pH > 3.3　　　　(5)　pH > 4.0　　　　(6)　pH > 4.4

(7)　pH > 5.4　　　　(8)　pH > 6.0　　　　(9)　pH > 6.6

4 下に示した (**ア**) ～ (**ク**) は, 分子式 $C_5H_{12}O$ で表されるアルコールの構造式である。次の問い (**問14～問18**) に答えよ。　　　　(28点)

(**ア**)
$CH_3-CH_2-CH_2-CH_2-CH_2-OH$

(**イ**)
$CH_3-CH_2-CH_2-\underset{\underset{OH}{|}}{CH}-CH_3$

(**ウ**)
$CH_3-CH_2-\underset{\underset{OH}{|}}{CH}-CH_2-CH_3$

(**エ**)
$CH_3-CH_2-\underset{\underset{CH_3}{|}}{CH}-CH_2-OH$

(**オ**)
$CH_3-\underset{\underset{CH_3}{|}}{CH}-CH_2-CH_2-OH$

(**カ**)
$CH_3-\underset{\underset{CH_3}{|}}{CH}-\underset{\underset{OH}{|}}{CH}-CH_3$

(**キ**)
$CH_3-\underset{\underset{CH_3}{|}}{\overset{\overset{OH}{|}}{C}}-CH_2-CH_3$

(**ク**)
$CH_3-\underset{\underset{CH_3}{|}}{\overset{\overset{CH_3}{|}}{C}}-CH_2-OH$

問14　(**ア**) に示したアルコールを乾燥酸素中で完全燃焼させると, **660 mg** の二酸化炭素 CO_2 と **324 mg** の水 H_2O が得られた。用いたアルコールの質量 〔**mg**〕 として, 最も近い値を選べ。

マーク式解答欄　**14**

(1)	180	(2)	196	(3)	216
(4)	232	(5)	248	(6)	252
(7)	264	(8)	268	(9)	284
(10)	300				

問１５　（ア）～（ク）のそれぞれのアルコールを，硫酸酸性のニクロム酸カリウム $K_2Cr_2O_7$ 水溶液で酸化するとき，最も酸化されにくいアルコールはどれか。

マーク式解答欄　１５

(1)（ア）　　(2)（イ）　　(3)（ウ）　　(4)（エ）
(5)（オ）　　(6)（カ）　　(7)（キ）　　(8)（ク）

問１６　（ア）～（エ）のそれぞれのアルコールに，ヨウ素と水酸化ナトリウム水溶液を加えて温めると，特異臭をもつ黄色沈殿が生じるものがあった。この現象が見られたもののみをすべて含む組み合わせはどれか。

マーク式解答欄　１６

(1)〔（ア）〕　　　　(2)〔（イ）〕　　　　(3)〔（ウ）〕
(4)〔（エ）〕　　　　(5)〔（ア），（イ）〕　　(6)〔（ア），（ウ）〕
(7)〔（ア），（エ）〕　(8)〔（イ），（ウ）〕　　(9)〔（イ），（エ）〕
(10)〔（ウ），（エ）〕

問１７　（イ）～（オ）のそれぞれのアルコールを，濃硫酸中で加熱して分子内で脱水するとき，シス－トランス異性体が得られるもののみをすべて含む組み合わせはどれか。

マーク式解答欄　１７

(1)〔（イ）〕　　　　(2)〔（ウ）〕　　　　(3)〔（エ）〕
(4)〔（オ）〕　　　　(5)〔（イ），（ウ）〕　　(6)〔（イ），（エ）〕
(7)〔（イ），（オ）〕　(8)〔（ウ），（エ）〕　　(9)〔（ウ），（オ）〕
(10)〔（エ），（オ）〕

問18 テレフタル酸と十分な量の（**ア**）と（**カ**）を混合したアルコールから，脱水縮合してエステルを合成した。このとき，すべてのカルボキシ基はエステル化していた。この反応で生じるテレフタル酸のエステルは最大で何種類か。ただし，鏡像異性体が存在する場合は，互いに異なる化合物として数える。

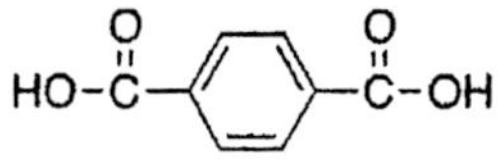

$$HO-\overset{O}{\underset{}{C}}-\bigcirc-\overset{O}{\underset{}{C}}-OH$$

テレフタル酸

マーク式解答欄　**18**

(1) 1 種類 (2) 2 種類 (3) 3 種類
(4) 4 種類 (5) 5 種類 (6) 6 種類
(7) 7 種類 (8) 8 種類 (9) 9 種類

問18の補足説明

分子内に不斉炭素原子が **2** つある場合は，立体異性体の数を数える際に注意しなければならない。下の図は，分子内に不斉炭素原子が **2** つある酒石酸 **HOOC-CH(OH)-CH(OH)-COOH** の立体異性体を示したものである。**A** と **B** はたがいに鏡像関係にあるので鏡像異性体である。**C** と **D** も鏡像異性体のように見えるが，一方を上下に回転させると他方に重ね合わせることができるため，**C** と **D** は同一化合物である。したがって，酒石酸の立体異性体の数は全部で **3** 種類と数える。

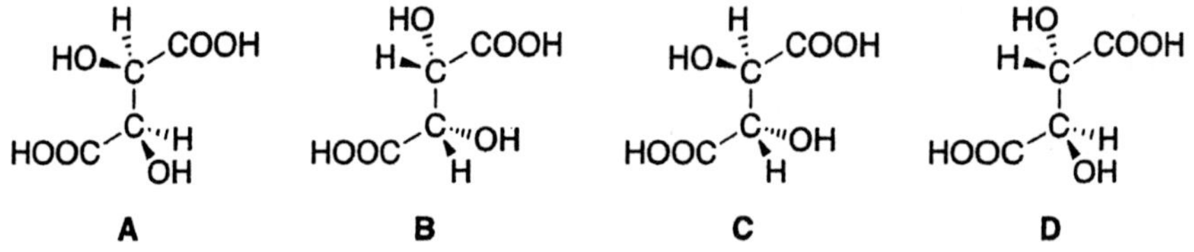

なお，くさび型で表された実線は紙面から手前側に向かう結合，破線は紙面の奥側へ向かう結合をそれぞれ表す。

5 次の記述を読んで，問い（**問19～問23**）に答えよ。 （28点）

操作1. 下式のように，(i)スチレン **104 g** を重合させて，ポリスチレンの樹脂 を合成した。この重合反応は完全に進行した。

操作2. 操作1で得られた全量のポリスチレンに濃硫酸 H_2SO_4 を加えて反応 させ，樹脂を損失することなく適切な方法で処理することにより，(ii)ポリ スチレン中のベンゼン環のパラ位の **40.0%** がスルホン化された化合物が 得られた。他の位置はいずれもスルホン化されていなかった。この化合物 は(iii)陽イオン交換樹脂として機能する。

操作3. 操作2で得られた樹脂をすべて用いて，(iv)酢酸ナトリウム **CH₃COONa** 水溶液のイオンを交換する操作を行った。

問19 下線部（**i**）について，得られたポリスチレンの平均分子量は 2.60×10^6 だった。このポリスチレンの平均重合度 **n** はいくらか。最も近い値を選べ。

マーク式解答欄　**19**

(1) 2.50×10^3 　　(2) 3.75×10^3 　　(3) 5.00×10^3

(4) 6.25×10^3 　　(5) 7.50×10^3 　　(6) 8.75×10^3

(7) 1.25×10^4 　　(8) 2.50×10^4 　　(9) 3.75×10^4

(10) 5.00×10^4

問20　下線部 (i) について，この重合法の種類，およびこれと同じ重合法で合成される高分子化合物として正しい組み合わせはどれか。

	重合法の種類	同じ重合法で合成される 高分子化合物
(1)	共重合	ポリ酢酸ビニル
(2)	共重合	ポリエチレンテレフタラート
(3)	縮合重合	ポリ酢酸ビニル
(4)	縮合重合	ポリエチレンテレフタラート
(5)	付加重合	ポリ酢酸ビニル
(6)	付加重合	ポリエチレンテレフタラート
(7)	開環重合	ポリ酢酸ビニル
(8)	開環重合	ポリエチレンテレフタラート

問21　下線部 (ii) について，この反応で得られた樹脂の質量〔**g**〕はいくらか。最も近い値を選べ。ただし，合成した樹脂に含まれる水分は無視できるものとする。

(1)	128	**(2)**	136	**(3)**	144
(4)	152	**(5)**	160	**(6)**	168
(7)	176	**(8)**	184	**(9)**	192
(10)	200				

問22 下線部 (iii) について，一般的な陽イオン交換樹脂の説明として，正しいもののみをすべて含む組み合わせはどれか。

マーク式解答欄 **22**

(a) 少量の臭化カリウム水溶液を陽イオン交換樹脂に通すと，純水が得られる。

(b) 少量の薄い水酸化ナトリウム水溶液を陽イオン交換樹脂に通すと，純水が得られる。

(c) 陽イオン交換樹脂を食塩水に浸すと，その食塩水の pH は小さくなる。

(d) 使用済みの陽イオン交換樹脂を希塩酸で適切に処理すると，再び陽イオン交換樹脂として利用できる。

(1) ［(a), (b)］   (2) ［(a), (c)］   (3) ［(a), (d)］

(4) ［(b), (c)］   (5) ［(b), (d)］   (6) ［(c), (d)］

(7) ［(a), (b), (c)］   (8) ［(a), (b), (d)］   (9) ［(a), (c), (d)］

(10) ［(b), (c), (d)］

問23 下線部 (iv) について，用いることができる酢酸ナトリウムの最大の質量〔g〕はいくらか。最も近い値を選べ。ただし，この操作で陽イオン交換樹脂のイオン交換は完全であるものとする。

マーク式解答欄 **23**

(1) 24.0   (2) 32.8   (3) 36.0

(4) 49.2   (5) 60.0   (6) 82.0

(7) 120   (8) 246   (9) 360

(10) 492

『以 上』

化　学

解答

5年度

■1

〔解答〕

問1(3)　　問2(6)　　問3(7)　　問4(2)　　問5(6)

〔出題者が求めたポイント〕

原子，イオンの構造，酸化数，気体の体積変化
炭素の燃焼，糖類

〔解答のプロセス〕

問1　(a)誤り　電子の数━→中性子の数。
　(b)誤り　L殻の電子は4個，M殻にはない。
　(c)正　酸素も硫黄も16族元素で，価電子は6個。
　(d)誤り　Na^+の電子配置はNe原子と同じ，Cl^-の電子配置はAr原子と同じである。

問2　(a)単体なので0。
　(b)$x+(-2)\times 2=0$　　$x=+4$
　(c)$(+1)+x+(-2)\times 3=0$　　$x=+5$
　　よって　(c)＞(b)＞(a)　の順である。

問3　気体の状態方程式　$pV=nRT$　より，nとTが一定のとき　$pV=k$(一定)　である。
　1　$pV=k$　よりVはpに反比例する━→図(c)が該当。
　2　$pV=k$　なので，kの値はpにもVにも依らない━→図(d)が該当。

問4　C(黒鉛)$+\dfrac{1}{2}O_2$(気)$=CO$(気)$+111\,kJ$　…①
　　　C(黒鉛)$+O_2$(気)$=CO_2$(気)$+394\,kJ$　…②
　　①の反応のCをx〔mol〕，②の反応のCをy〔mol〕とすると

$$x\text{〔mol〕}+y\text{〔mol〕}=\dfrac{6.0\,g}{12\,g/mol}=0.50\,mol$$

　　発生した熱量より
　　$111x\text{〔kJ〕}+394y\text{〔kJ〕}=168.7\,kJ$
　　$111x+394(0.50-x)=168.7$
　　　$283x=28.3$
　　　　　　　$x=0.10\text{〔mol〕},\ y=0.40\text{〔mol〕}$
　　　　　$\dfrac{x}{y}=\dfrac{0.10\,mol}{0.40\,mol}=0.25$倍

問5　(a)正　六員環構造と五員環構造は鎖状構造をはさんで平衡状態になっている。
　(b)誤り　立体異性体━→構造異性体
　(c)正
　(d)誤り　アミラーゼはセルロースには作用しない。セルロースはセルラーゼにより加水分解されセロビオースになる。

■2

〔解答〕

問6(3)　　問7(6)　　問8(1)　　問9(3)

〔出題者が求めたポイント〕

溶解度

〔解答のプロセス〕

問6　溶解度より

$$\dfrac{溶質量}{飽和溶液量}=\dfrac{x\text{〔g〕}}{500\,g}=\dfrac{40.0\,g}{(100+40.0)\,g}$$
$$x=142.8\fallingdotseq 143\text{〔g〕}$$

問7　化合物X
　　水500gに193gを加えたところ溶け残ったのは溶解度が　$193\times\dfrac{100}{500}=38.6\,g/$水100g　より小さい物質の塩化カリウム，塩化ナトリウム，硫酸銅(Ⅱ)無水塩である。よって化合物Xは塩化アンモニウムである。
　　化合物Y
　　水500gに溶けていた化合物Yは
　　$193-7.5=185.5\,g$
　　水100gあたりでは　$\dfrac{185.5\,g}{5}=37.1\,g$
　　溶解度が　$37.1/100\,g$水　の物質は塩化カリウムである。

問8　(a)正　(b)誤り　40℃で溶解度が38.6g/水100g以上であれば完全に溶解する。溶解度が38.6g/水100g以上であるのは塩化カリウムだけであるので，化合物Yは特定できる。
　　(c),(d)誤り　60℃での溶解度は3物質とも38.6g/水100gより大きいので，化合物Yは特定できない。

問9　硫酸銅(Ⅱ)五水和物200g中の無水塩は

$$200\,g\times\dfrac{CuSO_4}{CuSO_4\cdot 5H_2O}=200\,g\times\dfrac{160}{250}=128\,g$$

　　結晶x〔g〕が析出後の20℃の飽和水溶液について

$$\dfrac{溶質量}{飽和溶液量}=\dfrac{\left(128-\dfrac{160}{250}x\right)\text{〔g〕}}{(500+200-x)\text{〔g〕}}$$
$$=\dfrac{20.0\,g}{(100+20.0)\,g}$$
$$\dfrac{71}{25}x=68\qquad x=23.9\fallingdotseq 24\text{〔g〕}$$

■3

〔解答〕

問10(8)　　問11(4)　　問12(6)　　問13(2)

〔出題者が求めたポイント〕

金属イオンの推定，溶解度積

〔解答のプロセス〕

問10　操作1　少量のNaOHで
　(i)白色沈殿(水酸化物)を生じるA，BはAl^{3+}，Pb^{2+}，Zn^{2+}。
　(ii)沈殿を生じないCはBa^{2+}，Na^+。

(iii) Ag^+ は褐色沈殿(Ag_2O)を生じるので A～C には該当しない。

操作2 酸性で硫化水素で

(i)黒色沈殿(硫化物)を生じる <u>A は Pb^{2+}</u> (Ag^+ は操作1で除かれている)。

(ii)沈殿を生じない B と C は Al^{3+}, Ba^{2+}, Na^+, Zn^{2+}

操作3 希硫酸で

(i)白色沈殿(硫酸塩)を生じる A と C は Ba^{2+} と Pb^{2+}。よって <u>C は Ba^{2+}</u>。

(ii)沈殿を生じない B は Al^{3+}, Zn^{2+}(Na^+ は操作1で除かれる), よって B は特定できない。

問11 B に含まれる可能性のあるのは Al^{3+}, Zn^{2+}。

(a)不適 Cl^- ではいずれも沈殿しない。

(b)不適 Al^{3+} と Zn^{2+} とも一度生じた沈殿が溶ける。

$$Al^{3+} \longrightarrow Al(OH)_3 \longrightarrow [Al(OH)_4]^-$$
$$Zn^{2+} \longrightarrow Zn(OH)_2 \longrightarrow [Zn(OH)_4]^{2-}$$

(c)不適 少量の OH^- で Al^{3+}, Zn^{2+} は水酸化物の白色沈殿を生じる(操作1と同じ)。

(d)適 $Al(OH)_3$ はアンモニア水に溶けないが $Zn(OH)_2$ は $[Zn(NH_3)_4]^{2+}$ を生じて溶ける。

よって B は Zn^{2+} と Al^{3+} のどちらを含むかわかる。

問12 FeS が沈殿するにはイオン積が溶解度積より大きいことが必要。よって

$$[Fe^{2+}][S^{2-}]$$
$$= 1.2 \times 10^{-2}\,mol/L \times x\,[mol/L] >$$
$$3.6 \times 10^{-19}\,mol^2/L^2$$
$$x > 3.0 \times 10^{-17}\,mol/L$$

問13 $[S^{2-}] = 3.0 \times 10^{-17}\,mol/L$ のとき FeS は沈殿するから, 式②について

$$\frac{[H^+]^2 \times 3.0 \times 10^{-17}\,mol/L}{0.10\,mol/L} = 1.2 \times 10^{-21}\,mol^2/L^2$$
$$[H^+]^2 = 4.0 \times 10^{-6}\,mol^2/L^2$$
$$[H^+] = 2.0 \times 10^{-3}\,mol/L$$
$$pH = -\log_{10}(2.0 \times 10^{-3}) = 3 - \log_{10} 2.0$$
$$= 3 - 0.30 = 2.70 \fallingdotseq 2.7$$

❹

〔解答〕

問14(7)　問15(7)　問16(2)　問17(5)　問18(6)

〔出題者が求めたポイント〕

脂肪族アルコールの性質

〔解答のプロセス〕

問14 分子式より, アルコール(分子量88) 1 mol から二酸化炭素(分子量44) 5 mol が生じるとわかる。

$$\frac{x \times 10^{-3}\,g}{88\,g/mol} \times 5 = \frac{660 \times 10^{-3}\,g}{44\,g/mol}$$
$$x = 264\,[mg]$$

〔別解〕 アルコール 1 mol から水(分子量18) 6 mol が生じるから

$$\frac{x \times 10^{-3}\,g}{88\,g/mol} \times 6 = \frac{324 \times 10^{-3}\,g}{18\,g/mol}$$
$$x = 264\,[mg]$$

問15 最も酸化されにくいのは第三級アルコールであるから, (キ)(2-メチル-2-ブタノール)が該当する。

問16 ヨードホルム反応を行うのは $CH_3CH(OH)-$ 構造をもつものであるから, (イ)(2-ペンタノール)が該当する。

問17 シス-トランス異性体があるのは,

において, $X \neq Y$, 且つ, $Z \neq W$ の場合である。

(イ)～(オ)の脱水生成物は

(イ)→(サ) $CH_3-CH_2-CH_2-CH=CH_2$

(シ) $CH_3-CH_2-CH=CH-CH_3$

(シ)にはシス-トランス異性体がある。

(ウ)→(ス) $CH_3-CH=CH-CH_2-CH_3$

(ス)にはシス-トランス異性体がある。

(エ)→(セ) $CH_3-CH_2-C=CH_2$ (with CH_3 below C)

(セ)にはシス-トランス異性体はない。

(オ)→(ソ) $CH_3-CH-CH=CH_2$ (with CH_3 below C)

(ソ)にはシス-トランス異性体はない。

問18 エステルを構成するアルコールが(i)(ア)のみ2分子の場合, (ii)(ア)1分子と(カ)1分子の場合, (iii)(カ)のみ2分子の場合がある。

(i)

$CH_3-CH_2-CH_2-CH_2-CH_2-O-\overset{O}{\underset{}{C}}-\langle benzene \rangle-\overset{O}{\underset{}{C}}-O-CH_2-CH_2-CH_2-CH_2-CH_3$

鏡像異性体はない。

(ii)

$CH_3-CH_2-CH_2-CH_2-CH_2-O-\overset{O}{\underset{}{C}}-\langle benzene \rangle-\overset{O}{\underset{}{C}}-O-\overset{*}{C}H-CH-CH_3$ (with CH_3 CH_3)

不斉炭素原子 $\overset{*}{C}$ が1個あるので鏡像異性体が2個ある。

(iii)

CH_3-CH_3の構造... $CH_3-\overset{*}{C}H-CH_2-O-\overset{O}{\underset{}{C}}-\langle benzene \rangle-\overset{O}{\underset{}{C}}-O-\overset{*}{C}H-CH-CH_3$

不斉炭素原子 $\overset{*}{C}$ が2個あるので, $2^2 = 4$ 種類の立体異性体が考えられる。

このうち(b)と(c)は鏡像異性体であるが, (a)と(d)は同一物である(一方を上下逆にすると他方と一致する)から, 立体異性体は3個である。

よってエステル全体として6種類存在することになる。

5

〔解答〕

問19 (8)　　問20 (5)　　問21 (2)　　問22 (10)　　問23 (2)

〔**出題者が求めたポイント**〕

ポリスチレンとその誘導体

〔**解答のプロセス**〕

問19　スチレン -CH=CH$_2$ の分子量は 104 である

から，$104n = 2.60 \times 10^6$　　　$n = 2.50 \times 10^4$

問20　多量の単量体が付加を繰返して高分子化合物になる反応を付加重合という。酢酸ビニルからポリ酢酸ビニルを合成する反応も付加重合である。

$$n\ CH_2=CH \longrightarrow \left[CH_2-CH \right]_n$$
$$\qquad\quad OCOCH_3 \qquad\qquad OCOCH_3$$

テレフタル酸とエチレングリコールからポリエチレンテレフタラートを合成する反応は縮合重合である。

問21　スチレン 1 mol のうち 40.0 % が-CH$_2$-CH-

SO$_3$H

(式量 184)になり，残りが-CH$_2$-CH-(式量 104)に

なるから，

$$184\,\text{g/mol} \times \frac{40.0}{100}\,\text{mol} + 104\,\text{g/mol} \times \frac{60.0}{100}\,\text{mol}$$
$$= 136\,\text{g}$$

問22　(a)誤り　陽イオンの K$^+$ が H$^+$ になるので臭化水素酸水溶液になる。

(b)正　陽イオンの Na$^+$ が H$^+$ になるので OH$^-$ と反応して H$_2$O になる。

(c)正　陽イオンの Na$^+$ の代りに H$^+$ が放出されるので，[H$^+$]は大きく pH は小さくなる。

(d)正　吸着された陽イオンの代りに H$^+$ が結合するので元の状態に戻る。

問23　-CH$_2$-CH-部分は 0.400 mol であるから，置換し

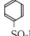

SO$_3$H

得る H$^+$ = CH$_3$COONa(式量 82)　も 0.400 mol である。

$$82\,\text{g/mol} \times 0.400\,\text{mol} = 32.8\,\text{g}$$

令和4年度

問 題 と 解 答

化　学

問題

（60分）

問１〜問２２の解答を，指定された解答欄にマークせよ。

必要があれば，次の数値を用いよ。

原子量：H = 1.0，　C = 12，　N = 14，　O = 16，　Na = 23，　S = 32，　Cl = 35.5，
　　　　Pb = 207

気体定数：8.3×10^3 Pa·L/(K·mol)

標準状態：0 ℃，　1.013×10^5 Pa

標準状態での理想気体のモル体積：22.4 L/mol

ファラデー定数：9.65×10^4 C/mol

『余　白』

1 次の問い (**問1～問11**) に答えよ。　　　　　　　　　　(63点)

問1　下図は，元素の原子番号とイオン化エネルギーとの関係を示している。図中の元素 **A**, **B**, **C** に関する次の記述のうち，正しいもののみをすべて含む組み合わせはどれか。

マーク式解答欄　1

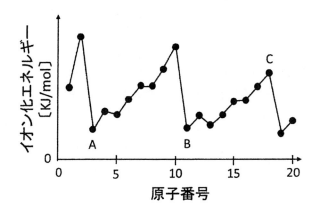

(a)　**A**, **B**, **C** はいずれも遷移元素である。
(b)　**A** の原子の価電子の数は **3** である。
(c)　**B** は，黄色の炎色反応を示す。
(d)　**C** は，希（貴）ガスである。

(1) [(a)]	(2) [(b)]	(3) [(c)]
(4) [(d)]	(5) [(a),(b)]	(6) [(a),(c)]
(7) [(a),(d)]	(8) [(b),(c)]	(9) [(b),(d)]
(10) [(c),(d)]		

問2　アンモニア **0.85 g** と塩化水素 **1.1 g** を反応させた。生じる塩の質量〔**g**〕として，最も近い値を選べ。ただし，反応は完全に進行するものとする。

マーク式解答欄　2

(1)　0.30	(2)　0.80	(3)　0.90	(4)　1.1
(5)　1.6	(6)　2.0	(7)　2.7	(8)　4.0

問3　次の操作によって発生する気体のうち，水上置換による捕集が適しているものみをすべて含む組み合わせはどれか。

- **(a)**　鉄の単体に希硫酸を加える。
- **(b)**　銅の単体に濃硝酸を加える。
- **(c)**　塩化アンモニウムと水酸化カルシウムを混合して加熱する。
- **(d)**　酸化マンガン **(IV)** に過酸化水素水を加える。

(1)　[(a), (b)]　　　　(2)　[(a), (c)]　　　　(3)　[(a), (d)]
(4)　[(b), (c)]　　　　(5)　[(b), (d)]　　　　(6)　[(c), (d)]
(7)　[(a), (b), (c)]　　(8)　[(a), (b), (d)]　　(9)　[(a), (c), (d)]
(10)　[(b), (c), (d)]

問4　出題ミスのため、廃問

問5 5種類の金属イオンを含む試料水溶液から，下図に示す操作にしたがって，金属イオンを1種類ずつ分離した。① ～ ⑤に対応する操作として，正しい組み合わせはどれか。

(i) 十分量のアンモニア水を加える。
(ii) 煮沸する。冷却後，希硝酸を加える。
(iii) 希塩酸を加える。
(iv) 硫化水素を通じる。
(v) 炭酸アンモニウム水溶液を加える。

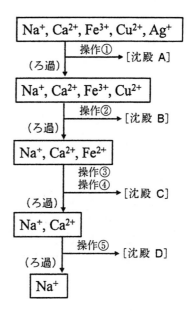

	操作①	操作②	操作③	操作④	操作⑤
(1)	(i)	(iii)	(v)	(iv)	(ii)
(2)	(i)	(v)	(iv)	(ii)	(iii)
(3)	(ii)	(iv)	(i)	(v)	(iii)
(4)	(ii)	(iii)	(v)	(i)	(iv)
(5)	(iii)	(i)	(iv)	(ii)	(v)
(6)	(iii)	(iv)	(ii)	(i)	(v)
(7)	(iv)	(ii)	(v)	(iii)	(i)
(8)	(iv)	(ii)	(v)	(i)	(iii)
(9)	(v)	(iii)	(ii)	(i)	(iv)
(10)	(v)	(iv)	(iii)	(ii)	(i)

問6 質量パーセント濃度 98%，密度 1.8 g/cm³ の濃硫酸を純水で希釈して，2.0 mol/L の硫酸水溶液を 450 mL 調製したい。必要な濃硫酸の体積〔mL〕として，最も近い値を選べ。

マーク式解答欄 6

(1) 4.8 　　(2) 5.0 　　(3) 16 　　(4) 17
(5) 48 　　(6) 50 　　(7) 160 　　(8) 170

問7 窒素 N_2 と水素 H_2 からアンモニア NH_3 が生成するときの熱化学方程式を示した。この反応が平衡状態にあるとき，平衡が右に移動する条件のみをすべて含む組み合わせはどれか。

マーク式解答欄 7

$$N_2(気) + 3H_2(気) = 2NH_3(気) + 92\,kJ$$

(a) 温度と体積を一定に保ち，窒素 N_2 を加える。
(b) 圧力を一定に保ち，温度を上げる。
(c) 温度と圧力を一定に保ち，触媒を加える。
(d) 温度と体積を一定に保ち，アルゴン Ar を加える。

(1) ［(a)］ 　　(2) ［(b)］ 　　(3) ［(c)］
(4) ［(d)］ 　　(5) ［(a), (b)］ 　　(6) ［(a), (c)］
(7) ［(a), (d)］ 　　(8) ［(b), (c)］ 　　(9) ［(b), (d)］
(10) ［(c), (d)］

問8　出題ミスのため、廃問

問9　水 100 g にグルコース $C_6H_{12}O_6$ 1.80 g を溶かした溶液の沸点上昇度は，ある圧力下で 0.0515 K であった。同じ圧力下で水 500 g に硫酸ナトリウム 7.10 g を溶かした溶液の沸点上昇度〔K〕として，最も近い値を選べ。ただし，硫酸ナトリウムの電離度は 1 とする。

マーク式解答欄　9

(1)	0.0258	(2)	0.0515	(3)	0.103
(4)	0.155	(5)	0.206	(6)	0.258
(7)	0.309	(8)	0.361	(9)	0.412

問10 下記の化合物**A〜D**が含まれるジエチルエーテル（エーテル）溶液に，下図に示す分離操作を行った。エーテル層**I**と**II**に主として含まれる化合物の正しい組み合わせはどれか。

マーク式解答欄 10

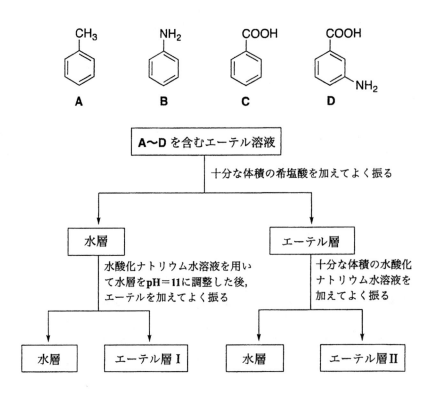

	エーテル層 I	エーテル層 II
(1)	A	B
(2)	A	C
(3)	B	D
(4)	B	A
(5)	C	D
(6)	C	B
(7)	D	A
(8)	D	C

問11 次の条件 (i)〜(iii) をすべて満たす炭化水素 **1.0 mol** を完全燃焼させたとき，消費される酸素の物質量〔**mol**〕として，最も近い値を選べ。

(i) **1** つの環からなる脂環式炭化水素である。
(ii) 二重結合を **2** つもち，残りはすべて単結合である。
(iii) 水素原子の数は炭素原子の数より **4** 個多い。

(1)　3.0	(2)　4.5	(3)　5.5
(4)　6.0	(5)　8.5	(6)　9.0
(7)　11	(8)　13	(9)　15

『余　白』

2 次の記述を読んで，問い（**問12～問15**）に答えよ。　　　　（22点）

　酸化還元反応を利用して，化学エネルギーを電気エネルギーとして取り出す装置を電池という。電池から電流を取り出すことを放電という。放電しているときには，イオン化傾向の大きい金属板から小さい金属板へと電子が移動し，イオン化傾向の小さい金属板では［ **ア** ］反応がおこる。

　ダニエル電池は，銅板を硫酸銅（II）の水溶液に浸したものと，亜鉛板を硫酸亜鉛の水溶液に浸したものを素焼き板などで仕切った構造をもつもので，［ **イ** ］板が正極となる。(i)ダニエル電池の正極，負極の金属板と電極を浸す電解液を変えることによって，起電力が異なる電池をつくることができる。

　放電された電池に，放電と逆向きに電流を流して，起電力を回復させることを充電という。充電が可能な鉛蓄電池は，正極に［ **ウ** ］が，電解液に希硫酸が用いられる。鉛蓄電池が放電すると，電解液の希硫酸が消費され，正極の［ **ウ** ］は［ **エ** ］となる。

　燃料と酸素を外部から供給し，燃焼の熱エネルギーを電気エネルギーとして取り出す装置を燃料電池という。既に実用化されている水素を燃料とする燃料電池では，**1 mol** の水素から **2 mol** の電子が生じる。電池全体の反応は，以下のように水素の燃焼反応と同じである。

$$2H_2 \ + \ O_2 \ \rightarrow \ 2H_2O$$

『余　白』

問12 文中の ［ア］〜［エ］に入れるべき語句, 化合物の正しい組み合わせ
はどれか。

	［ア］	［イ］	［ウ］	［エ］
(1)	酸化	亜鉛	酸化鉛 (IV)	鉛
(2)	酸化	亜鉛	鉛	硫酸鉛 (II)
(3)	酸化	銅	酸化鉛 (IV)	硫酸鉛 (II)
(4)	酸化	銅	鉛	酸化鉛 (IV)
(5)	還元	亜鉛	酸化鉛 (IV)	鉛
(6)	還元	亜鉛	鉛	酸化鉛 (IV)
(7)	還元	銅	酸化鉛 (IV)	硫酸鉛 (II)
(8)	還元	銅	鉛	酸化鉛 (IV)

問13 下線部（ⅰ）にしたがい, 2種類の金属と電解液を組み合わせて電池をつ
くった。(a)〜(c) に示す金属を組み合わせて作製した電池の起電力の大きなも
のから順に並べられているのはどれか。

(a) 鉄と銅　　(b) ニッケルとスズ　　(c) 亜鉛と銀

(1)	(a) > (b) > (c)
(2)	(a) > (c) > (b)
(3)	(b) > (a) > (c)
(4)	(b) > (c) > (a)
(5)	(c) > (a) > (b)
(6)	(c) > (b) > (a)

問14 鉛蓄電池が放電して 0.025 mol の電子が流れた。このとき ［**ウ**］から ［**エ**］が生じることで起きる正極の質量 〔g〕の変化として，最も近い値を選べ。ただし，流れた電子は，すべて ［**エ**］の生成に使われたものとする。

マーク式解答欄 **14**

(1) +0.40	(2) +0.60	(3) +0.80	(4) +1.2
(5) +1.6	(6) −0.40	(7) −0.60	(8) −0.80
(9) −1.2	(10) −1.6		

問15 水素を燃料とする燃料電池を用いて，0.500 A の電流を 500 分間供給するために必要な水素の標準状態における体積 〔L〕に最も近い値を選べ。ただし，水素の反応で生じた電子はすべて放電されたものとし，水素は理想気体としてふるまうものとする。

マーク式解答欄 **15**

(1) 0.870	(2) 1.74	(3) 3.47	(4) 6.94
(5) 13.9	(6) 27.8		

『余 白』

3 次の記述を読んで，問い（**問16〜問19**）に答えよ。　　（23点）

炭素 C，水素 H，酸素 O からなる有機化合物の組成式は，下図に示すような元素分析装置を用いて，以下の手順で求めることができる。

1. 精密に質量を測定した試料を，乾燥した酸素を送りながら完全に燃焼させる。
　　［ **ア** ］は試料を完全燃焼させる働きをする。
2. 試料中の成分元素の H は，水 H_2O となって化合物［ **イ** ］に吸収され，C は二酸化炭素 CO_2 となって化合物［ **ウ** ］に吸収される。それぞれの質量増加分から，生成した H_2O と CO_2 の質量を求める。
3. 2. で求めた H_2O の質量から燃焼させた試料中の H の質量，CO_2 の質量から試料中の C の質量を計算する。また，試料の質量から H と C の質量を差し引いて，試料中の O の質量を計算する。
4. 各元素の原子量と 3. で求めた各元素の質量から，試料中の各元素の物質量の比を求め，これを最も簡単な整数比とすることにより，試料の組成式が決定できる。

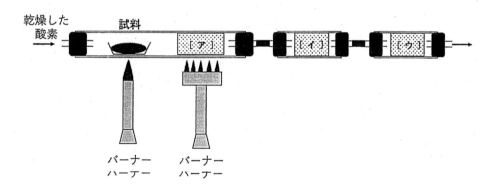

乾燥した酸素　試料　［ア］　［イ］　［ウ］

バーナー　バーナー
ハーテー　ハーテー

『余　白』

問16 化合物 ［ ア ］～［ ウ ］の正しい組み合わせはどれか。

マーク式解答欄　16

	［ ア ］	［ イ ］	［ ウ ］
(1)	酸化銅（Ⅱ）	塩化カルシウム	ソーダ石灰
(2)	酸化銅（Ⅱ）	ソーダ石灰	塩化カルシウム
(3)	塩化カルシウム	酸化銅（Ⅱ）	ソーダ石灰
(4)	塩化カルシウム	ソーダ石灰	酸化銅（Ⅱ）
(5)	ソーダ石灰	酸化銅（Ⅱ）	塩化カルシウム
(6)	ソーダ石灰	塩化カルシウム	酸化銅（Ⅱ）

問17 炭素 C，水素 H，酸素 O からなる，ある化合物 4.4 mg を図の元素分析装置を用いて完全燃焼させたところ，水 3.6 mg，二酸化炭素 8.8 mg が生成した。この化合物の正しい組成式はどれか。

マーク式解答欄　17

(1) CH_2O

(2) C_2H_2O

(3) C_2H_4O

(4) C_3H_6O

(5) C_3H_8O

(6) $C_4H_8O_2$

(7) $C_5H_{10}O_2$

(8) $C_6H_{12}O_2$

(9) $C_7H_{10}O_2$

『余　白』

問18　問17で求めた組成式をもち, 分子量が **130** 以下のエステル **A** を加水分解すると, 化合物 **B** と **C** が生成した。**B** を二クロム酸カリウムの硫酸酸性水溶液と反応させると, **C** が生成した。下図に示すこの **A** の置換基 **X** および **Y** の正しい組み合わせはどれか。

マーク式解答欄　18

$$\boxed{X} - \overset{\overset{\displaystyle O}{\|}}{C} - O - \boxed{Y}$$

A の構造式

	置換基**X**	置換基**Y**
(1)	H—	$-CH\overset{CH_3}{\underset{CH_3}{}}$
(2)	H—	$-CH_2-CH_2-CH_3$
(3)	CH_3-	$-CH_2-CH_2-CH_3$
(4)	CH_3-	$-CH_2-CH_3$
(5)	CH_3-CH_2-	$-CH_2-CH_2-CH_3$
(6)	CH_3-CH_2-	$-CH_2-CH_3$
(7)	CH_3-CH_2-	$-CH\overset{CH_3}{\underset{CH_3}{}}$
(8)	$CH_3-CH_2-CH_2-$	$-CH_2-CH_2-CH_3$
(9)	$\overset{CH_3}{\underset{CH_3}{}}CH-$	$-CH_2-CH_3$

問19 問18の化合物 **A** の構造異性体に関する次の記述において，[**エ**]〜[**カ**]に入れるべき数字の正しい組み合わせはどれか。

A の構造異性体のうち，エステル結合をもつものは **A** を含めて[**エ**]種類あり，そのうち，銀鏡反応を示すものは [**オ**] 種類存在する。また，これら [**エ**]種類のエステルのうち，加水分解するとヨードホルム反応を示すアルコールを生成するものは [**カ**] 種類ある。

	[エ]	[オ]	[カ]
(1)	2	1	1
(2)	2	2	2
(3)	3	1	1
(4)	3	2	1
(5)	3	2	2
(6)	4	1	1
(7)	4	2	1
(8)	4	2	2
(9)	5	2	2
(10)	5	3	2

『余 白』

4 次の記述を読んで，問い（**問20〜問22**）に答えよ。　　（17点）

　　エタノールは，工業的にはリン酸を触媒として，下図に示した化合物 **A** に水を付加させてつくられる。また，図のように，様々な化合物へと化学変換され，利用されている。

　　エタノールはアルコール飲料（酒）の成分でもあり，飲料用のエタノールは，デンプンや(i)グルコースを原料として，アルコール発酵によりつくられる。

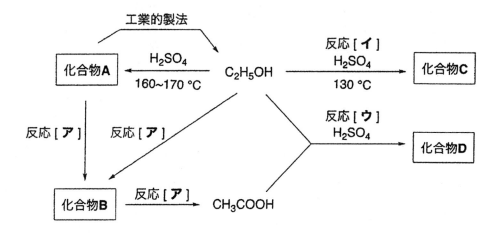

『余　白』

問２０ 図の反応 [**ア**] ～ [**ウ**] の種類として，正しい組み合わせはどれか。

	[**ア**]	[**イ**]	[**ウ**]
(1)	酸化	縮合	酸化
(2)	酸化	縮合	縮合
(3)	酸化	酸化	付加
(4)	還元	縮合	付加
(5)	還元	酸化	付加
(6)	還元	酸化	縮合
(7)	還元	付加	付加
(8)	置換	付加	酸化
(9)	置換	付加	縮合

問２１ 有機化合物 **A**～**D** に関する次の記述のうち，正しいもののみをすべて含む組み合わせはどれか。

(a) 炭化カルシウム（カーバイド）に水を加えると，**A** が生成する。
(b) アセチレンに触媒を用いて水を付加させると，**B** が生成する。
(c) **C** は，エタノールよりも沸点が高い。
(d) **D** は，果実のような芳香をもち，常温・常圧では水に溶けにくい液体である。

(1) [(a),(b)]　　(2) [(a),(c)]　　(3) [(a),(d)]
(4) [(b),(c)]　　(5) [(b),(d)]　　(6) [(c),(d)]
(7) [(a),(b),(c)]　　(8) [(a),(b),(d)]　　(9) [(a),(c),(d)]
(10) [(b),(c),(d)]

問22 下線部（ⅰ）について，グルコース $C_6H_{12}O_6$ 45 g をアルコール発酵させたときに生成するエタノールの質量〔g〕として，最も近い値を選べ。ただし，グルコースのアルコール発酵は完全に進行したものとする。

マーク式解答欄 　22

(1) 12　　　　(2) 18　　　　(3) 20　　　　(4) 23

(5) 26　　　　(6) 30　　　　(7) 32　　　　(8) 35

『以上』

化　学

解答　　　　　　　　　4年度

1

〔解答〕

問1 (10)　　問2 (5)　　問3 (3)　　問4 廃問　　問5 (6)

問6 (6)　　問7 (1)　　問8 廃問　　問9 (4)

問10 (4)　　問11 (7)

〔出題者が求めたポイント〕

イオン化エネルギー，化学反応式の量的関係，気体の発生と捕集方法，金属イオンの系統分離，質量パーセント濃度とモル濃度，ルシャトリエの原理，沸点上昇，有機化合物の分離，有機化合物の燃焼反応

〔解答のプロセス〕

問1　原子から最外殻電子1個を取り去って，1価の陽イオンにするのに必要なエネルギーをイオン化エネルギーという。一般に，イオン化エネルギーが小さい原子ほど陽イオンになりやすい。貴ガス（希ガス）の原子は，イオン化エネルギーが大きく，陽イオンになりにくい。よって，AはLi，BはNa，CはArである。

(a)　(誤) 遷移元素 ⟶ 典型元素

(b)　(誤) 3 ⟶ 1

(c)　(正) Na は炎色反応で黄色を示す

問2　それぞれの物質量を求める。

$$NH_3 : \frac{0.85}{17} = 0.050\,mol, \quad HCl : \frac{1.1}{36.5} = 0.030\,mol$$

化学反応式は次のようになるので $HCl : NH_4Cl = 1 : 1$ で反応する。

$$NH_3 + HCl \longrightarrow NH_4Cl$$

よって，生成する塩（NH_4Cl）の質量は，

$$53.5 \times 0.030 = 1.605\,g$$

問3　(a) $Fe + H_2SO_4 \longrightarrow FeSO_4 + H_2$

(b) $Cu + 4HNO_3 \longrightarrow Cu(NO_3)_2 + 2H_2O + 2NO_2$

(c) $Ca(OH)_2 + 2NH_4Cl \longrightarrow CaCl_2 + 2H_2O + 2NH_3$

(d) $2H_2O_2 \xrightarrow{MnO_2} 2H_2O + O_2$

このうち水に溶けにくい気体は H_2 と O_2 のみである。

問5　操作①により Ag のみが沈殿しているので操作①では希塩酸を加えている。沈殿 A は AgCl である。

操作②により Cu のみが沈殿しているので，硫化水素（酸性条件下）を加えている。沈殿 B は CuS である。中性・塩基性条件下では，FeS の沈殿も生成してしまう点に注意。

操作③では Fe^{2+} を Fe^{3+} へ酸化させる反応を行い，操作④で Fe を沈殿させる反応を行う。選択肢より塩基を加えるのが適する。沈殿 C は $Fe(OH)_3$ である。

操作⑤では Ca^{2+} のみを沈殿させるために CO_3^{2-} を加えることで，沈殿 D の $CaCO_3$ が沈殿する。

問6　必要な濃硫酸の体積を x〔mL〕とする。この水溶液の質量は $1.8x$〔g〕となるので，この水溶液中の溶質の硫酸の質量は，

$$1.8x \times \frac{98}{100}\,〔g〕$$

希釈した後の溶質の硫酸の質量は，

$$2.0 \times \frac{450}{1000} \times 98\,〔g〕$$

以上より，

$$1.8x \times \frac{98}{100} = 2.0 \times \frac{450}{1000} \times 98$$

$$x = 50\,mL$$

問7　ルシャトリエの原理を用いて考える。

(a) N_2 を加えると，N_2 を減らす向き（右向き）へ平衡は移動する。

(b) 温度を上げると，温度を下げる方向（熱を使う方向，左向き）へ平衡は移動する。

(c) 触媒を加えても平衡の移動は起こらない。

(d) 体積一定で Ar を加えても，それぞれの反応に関わる物質の濃度と分圧は変化しないため，平衡の移動は起こらない。

問9　希薄溶液の沸点上昇Δt_b，溶液の質量モル濃度 m〔mol/kg〕，モル沸点上昇を K_b とすると次の式が成り立つ。

$$\Delta t_b = K_b\,m$$

$$0.0515 = K_b \times \frac{\frac{1.80}{180}}{\frac{100}{1000}}$$

$$K_b = 0.515$$

硫酸ナトリウムについて式をたてると，

$$\Delta t_b = 0.515 \times \frac{\frac{7.10}{142}}{\frac{500}{1000}} \times 3$$

$$\Delta t_b = 0.1545$$

問10

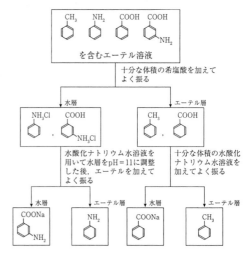

問11　求める炭化水素を C_nH_{n+4} とおく。1つの環構造
　　　をもち，C=C を 2 つもつので，不飽和度＝3 である。

$$不飽和度＝\frac{(2n+2)-(n+4)}{2}=3$$
$$n=8$$

　　　よって求める炭化水素は C_8H_{12}
　　　この炭化水素を完全燃焼させた化学反応式は次のよう
　　　にあらわされる。

$$C_8H_{12}+11O_2 \longrightarrow 8CO_2+6H_2O$$

❷

〔解答〕

問12(7)　　問13(5)　　問14(3)　　問15(2)

〔出題者が求めたポイント〕

電池，イオン化傾向，鉛蓄電池，水素電池

〔解答のプロセス〕

問12　酸化反応が起こって電子が流れ出す電極を負極，
　　　電子が流れ込んで還元反応が起こる電極を正極とい
　　　う。

問13　金属をイオン化傾向の大きな順に並べると次のよ
　　　うになる。
　　　Li＞K＞Ca＞Na＞Mg＞Al＞Zn＞Fe＞Ni＞Sn
　　　＞Pb＞$[H_2]$＞Cu＞Hg＞Ag＞Pt＞Au
　　　この差が大きいほど電池の起電力は大きくなる。

問14　鉛蓄電池の反応式は次のように表される。
　　　[負極]$Pb+SO_4{}^{2-} \longrightarrow PbSO_4+2e^-$
　　　[正極]$PbO_2+4H^++SO_4{}^{2-}+2e^- \longrightarrow$
$$PbSO_4+2H_2O$$
　　　電子が 2mol 流れた際に，正極では $PbO_2 \longrightarrow PbSO_4$
　　　へ変化し，$SO_2(64g)$分増加する。求める質量を x〔g〕
　　　とすると次の式が成り立つ。
　　　$2mol：64g＝0.025mol：x$〔g〕
$$x=0.80g$$

問15　電解液がリン酸か水酸化カリウムかで起こる反応
　　　が変わるが，係数の比は同じなのでリン酸を電解液に
　　　用いた場合を考える。
　　　[負極]$2H_2 \longrightarrow 4H^++4e^-$
　　　[正極]$O_2+4H^++4e^- \longrightarrow 2H_2O$
　　　[全体の反応]$2H_2+O_2 \xrightarrow{4e^-} 2H_2O$
　　　よって，2mol の e^- が流れると 1mol の H_2 が消費さ
　　　れる。必要な水素の体積を x〔L〕とすると次の式が成
　　　り立つ。
$$\frac{0.500 \times 500 \times 60}{9.65 \times 10^4}：\frac{x}{22.4}=2：1$$
$$x=1.74L$$

❸

〔解答〕

問16(1)　　問17(3)　　問18(4)　　問19(8)

〔出題者が求めたポイント〕

元素分析，エステルの加水分解，アルコールの酸化，銀

鏡反応，ヨードホルム反応

〔解答のプロセス〕

問16　酸化銅(Ⅱ)は試料を完全燃焼させるための酸化剤で
　　　ある。ソーダ石灰は H_2O と CO_2 の両方を吸収するの
　　　で，先に H_2O だけを塩化カルシウムに吸収させる。

問17　炭素の質量：$8.8 \times \dfrac{12}{44}=2.4mg$

　　　水素の質量：$3.6 \times \dfrac{2.0}{18}=0.40mg$

　　　酸素の質量：$4.4-(2.4+0.40)=1.6mg$
　　　求める組成式を $C_xH_yO_z$ とおくと，

$$x：y：z=\frac{2.4}{12}：\frac{0.40}{1.0}：\frac{1.6}{16}=$$
$$0.20：0.40：0.10=2：4：1$$

　　　よって求める組成式は C_2H_4O

問18　組成式 C_2H_4O(式量 44)で分子量が 130 以下で O
　　　を 2 つ以上有することから分子式は $C_4H_8O_2$ となる。
　　　A を加水分解することで得られるアルコール B とカ
　　　ルボン酸 C は同じ炭素数になるので，それぞれ炭素
　　　数は 2 である。よって，Y はエタノールで X は酢酸
　　　である。

問19　A の異性体でエステル結合をもつものは次の 4
　　　種類が存在する。このうちギ酸からできているエステ
　　　ルはアルデヒド基(ホルミル基)をもつので銀鏡反応を
　　　示す。CH_3CO-R や $CH_3CH(OH)-R$ の構造(R は H
　　　または炭化水素基)をもつ化合物にヨウ素と水酸化ナ
　　　トリウム水溶液を反応させると，特有の臭気をもつヨ
　　　ードホルム CHI_3 の黄色沈殿が生じる。この反応を
　　　ヨードホルム反応という(加水分解した際のアルコール
　　　でヨードホルム反応を示す構造式には〜を入れた)。

❹

〔解答〕

問20(2)　　問21(5)　　問22(4)

〔出題者が求めたポイント〕

有機化合物の反応，アルコール発酵

〔解答のプロセス〕

反応［ア］

エチレンの酸化

$$2\ H_2C{=}CH_2 + O_2 \xrightarrow[\text{PdCl}_2,\ \text{CuCl}_2]{} 2\,CH_3{-}\underset{O}{\overset{\|}{C}}{-}H$$

エチレン
（化合物 A）

アセトアルデヒド
（化合物 B）

エタノールの酸化

$$H_3C{-}CH_2{-}OH \xrightarrow{\text{酸化}} CH_3{-}\underset{O}{\overset{\|}{C}}{-}H$$

アセトアルデヒド
（化合物 B）

反応［イ］ 脱水縮合

$$CH_3{-}CH_2{-}OH + HO{-}CH_2{-}CH_3 \xrightarrow[130\sim140℃]{\text{濃硫酸}}$$

$$CH_3{-}CH_2{-}O{-}CH_2{-}CH_3 + H_2O$$

ジエチルエーテル
（化合物 C）

$$CH_3{-}CH_2{-}OH \xrightarrow[160\sim170℃]{\text{濃硫酸}} H_2C{=}CH_2 + H_2O$$

エチレン
（化合物 A）

反応［ウ］ エステル化

$$CH_3{-}\underset{O}{\overset{\|}{C}}{-}OH + HO{-}CH_2{-}CH_3 \longrightarrow$$

$$CH_3{-}\underset{O}{\overset{\|}{C}}{-}O{-}CH_2{-}CH_3 + H_2O$$

酢酸エチル
（化合物 D）

問21　(a)(誤)アセチレンが生成する。

$$CaC_2 + 2H_2O \longrightarrow CH{\equiv}CH + Ca(OH)_2$$

(b)(正)

$$CH{\equiv}CH + H_2O \xrightarrow{\text{HgSO}_4} \left(\underset{H}{\overset{H}{}}C{=}C\overset{OH}{\underset{H}{}} \right)$$

ビニルアルコール(不安定)

$$\longrightarrow CH_3{-}\underset{}{\overset{O}{\overset{\|}{C}}}{-}H$$

アセトアルデヒド

(c)(誤)水素結合を形成するエタノールのほうが沸点は高い

(d)(正)エステルは果実のような芳香をもつ。

問22　アルコール発酵の化学反応式は，

$$C_6H_{12}O_6 \longrightarrow 2C_2H_5OH + 2CO_2$$

よって，グルコースとエタノールは 1：2 で反応するので，生成するエタノールの質量を x〔g〕とおくと，次の関係式が成り立つ。

$$\frac{45}{180} : \frac{x}{46} = 1 : 2$$

$$x = 23\,g$$

令和3年度

問　題　と　解　答

英　語

問題
(60分)

3年度

問1～問50の解答を，指定された解答欄にマークせよ。

【 1 】次の英文を読んで，**問1～問19**に答えよ。番号①～⑦はパラグラフを示す。

（38点）

① I used to say that we are made of our memories, but what happens when memories are lost? Who are we then? If we are out of our mind, where have we gone? If we have lost the (　1　), what happens to the story we are in? Even at the bitter end, I never thought my father wasn't himself—although at the same time I felt he had lost himself. He was gone but he remained; he was absent and yet powerfully present. There was something that endured beyond language and recollection, a trace perhaps, like *grooves that life had worn into him the way a river carves into rock. He still had his sweetness; his past lived on in his smile, his frown, the way he raised his bushy silver eyebrows. It lived on in us. He might not have recognized us, but we could recognize him. I don't know what the word for this *indelible essence is—once, it would have been 'soul'.

(*注　groove：溝，轍（わだち）　　indelible：消すことのできない)

② Civilization, control and safety form a *crust over deep waters. In all of us, often pushed into the corner of our minds, is the uneasy awareness of how *frail our hold over ourselves is, how *precarious a grip we have on our own minds and bodies. *Dementia—all the many and often *harrowing forms of dementia—makes us ask what it is to be a self, to be (　2　).

(*注　crust：堅くなった表面　　frail：ひ弱な　　precarious：不安定な　　dementia：認知症　　harrowing：痛ましい)

③ It is often called the (　3　) of our time; it is the 'disease of the century'. In 2015, an estimated 850,000 people in the UK were living with a form of dementia; the same number was thought to be undiagnosed. [　　　　A　　　　], it is estimated this figure will increase to over 1 million by 2021 and 2 million by 2051. In the US, the estimate in 2017 was 5.5 million people. According to the World Health Organization, there are around 47 million people living with dementia in the world.

Someone develops dementia every three seconds.

④ People talk of dementia as if it were a time bomb. In truth, the bomb went off long ago, but quietly, privately, out of (4): a hidden *demolition job. Men and women who live with dementia are often missing people—forgotten and denied by a society that values independence, prosperity, youth and success and turns away from vulnerability. They are the reminders that we (5) old, we decay; death comes to us all in the end. Of all the illnesses, it is the one we now most fear. It is 'the story of suffering'—and like suffering, it lasts.
(*注　demolition：取りこわし)

⑤ And this suffering spreads, from the individual, to those who care for them and about them, to their community, to the country as a whole. Dementia is, as one doctor said to me, 'profoundly *disrespectful of patients, carers, health systems, social care . . . [　　　　B　　　　] we've created'. There can be no other illness that's so defined by its impact not just on those who live with it but on those around them. Its meanings are *physiological, psychological, social, economic, political and philosophical. Its costs are *unquantifiable—[　　　　C　　　　], though these are huge (the Alzheimer's Society estimates that, in the UK alone, the cost is £26 billion and, in the world, $818 billion—and steadily rising, set to reach $1 trillion by 2018— more than the cost of cancer, stroke and heart disease combined), but the costs in human terms: the shame, confusion, fear, sorrow, guilt, loneliness. It provokes profound moral questions about the society in which we live, about the values we hold and about the meaning of life itself.
(* 注　disrespectful：敬意を払わない　　physiological：生理学的な　unquantifiable：計量不能な)

⑥ At the same time, we are the first generation to have really considered it mindfully. When I was a child, it was scarcely visible and rarely acknowledged. My grandfather on my mother's side of the family had dementia, as did my grandmother on my father's. (6) I was aware of this, it was only in a muted way: they became like figures who had once been vivid in my life but were now being gradually *rubbed out. I was perhaps embarrassed by them, these people who used to be figures of authority and now were so helpless, and I was also a bit *queasy about the bodily nature of the disease, but I (　　)(　　)(　　)(ア)(　　)(イ) (　　)(　　)(　　) or let myself imagine the tragedy that was being played out, sometimes in the form of a nasty *farce. It was a *stigma, a source of shame, fear and denial, and it (　　)(　　)(　　)(ウ)(　　). *The D word.

(*注　rub out：～をこすって消す　　queasy：不快な　　farce：笑劇　　stigma：恥辱　　the D word：口にするのもはばかられる語)

⑦ We are aware of it now in a way that is radically different from twenty or thirty years ago and this awareness brings social, political and moral responsibility. Now we can see that which was previously hidden. In the seventies, there were about 300,000 people with dementia in the UK, spread thinly across the country. Today, there are three times that number. In twenty-five years' time, there will be something like 1.7 million. In the US, the *incidence of death from Alzheimer's alone increased 55 per cent in the fifteen years between 1999 and 2014. Go into a hospital *ward, even a general one, and several or most of the beds are (7) by people with dementia. Go into a *residential home for the elderly. Look at the *obituaries. (When I was thinking about this book, I began a list of all the well-known people who were dying with the illness, but I abandoned it: there were too many and they kept on coming; [　　　D　　　].) Read the news stories, the *uplifting ones and the ones that make you want to howl in sorrow. I know scarcely anyone who doesn't have some kind of intimate connection to the disease. [　　　E　　　], in our families and in our genes; perhaps in our own futures (approximately one out of six people over eighty get dementia, and the (　　) the (エ) the (　　) the (　　); it's like there's a *sniper in the garden). If it's not you or me, it's someone we love.

(*注　incidence：発生率　　ward：病棟　　residential home：居住型の介護施設　　obituary：死亡記事　　uplifting：高揚させる　　sniper：狙撃兵)

問1～問4：本文中の(　1　)～(　4　)に入れるべき最も適切な語を次から選べ。各語は1回ずつ使用せよ。

1. human　　　2. plague　　　3. plot　　　4. sight

問1：(　1　)に入れるべき語はどれか。　　　　　マーク式解答欄　1

問2：(　2　)に入れるべき語はどれか。　　　　　マーク式解答欄　2

問3：(　3　)に入れるべき語はどれか。　　　　　マーク式解答欄　3

問4：(　4　)に入れるべき語はどれか。　　　　　マーク式解答欄　4

問5：下線部の発音が，第①パラグラフ中の　frown　の下線部の発音と同じ語を次から1つ選べ。

1. ackn<u>ow</u>ledged　　　2. eyebr<u>ow</u>s　　　3. kn<u>ow</u>n　　　4. sorr<u>ow</u>

マーク式解答欄　　5

問6～10：本文中の[　　　A　　　]～[　　　E　　　]に入れるべき最も適切な表現を次から選べ。各表現は1回ずつ使用せよ。ただし，文頭に来る語もすべて小文字にしている。

1. as the population ages
2. I couldn't keep up
3. I don't mean the financial costs
4. it doesn't fit into the structures
5. it's all around us

問6：[　　　A　　　]に入れるべき表現はどれか。　　マーク式解答欄　6

問7：[　　　B　　　]に入れるべき表現はどれか。　　マーク式解答欄　7

問8：[　　　C　　　]に入れるべき表現はどれか。　　マーク式解答欄　8

問9：[　　　D　　　]に入れるべき表現はどれか。　　マーク式解答欄　9

問10：[　　　E　　　]に入れるべき表現はどれか。　　マーク式解答欄　10

問１１：第④パラグラフ中の　 missing 　の意味として最も適切なものを次から選べ。

    1.　miserable　　　2. mistaken　　　3. not liked　　　4. not present

マーク式解答欄　　１１

問１２：第④パラグラフ中の　（　５　）に入れるべき最も適切な動詞を次から選べ。

    1.　get　　　2. strike　　　3. take　　　4. worsen

マーク式解答欄　　１２

問１３：第⑥パラグラフ中の　（　６　）に入れるべき最も適切な語を次から選べ。

    1.　Although　　　2. Because　　　3. Moreover　　　4. Therefore

マーク式解答欄　　１３

問１４～問１５：第⑥パラグラフ中の下線部 I（　　　）（　　　）（　　　）（　ア　）（　　　）（　イ　）（　　　）（　　　）（　　　）が次の日本文に相当する英文になるように，それぞれの（　　　）内に最も適切な語を下から選んで入れるとき，（　ア　）～（　イ　）に入れるべき語を次から選べ。各語は１回ずつ使用のこと。

「私はそれが彼らにとってどのようなものであるかについて考えなかった」

    1. about　　　2. didn't　　　3. for　　　4. it　　　5. like
    6. them　　　7. think　　　8. was　　　9. what

問１４：（　ア　）に入れるべき語はどれか。　　マーク式解答欄　　１４

問１５：（　イ　）に入れるべき語はどれか。　　マーク式解答欄　　１５

問16：第⑥パラグラフ中の下線部 it (＿＿)(＿＿)(＿＿)(ウ)(＿＿) が次の日本文に相当する英文になるように，それぞれの (＿＿) 内に最も適切な語を下から選んで入れるとき，(ウ) に入れるべき語を次から選べ。各語は1回ずつ使用のこと。

「それは水面下で続いていた」

1. doors   2. went   3. closed   4. behind   5. on

マーク式解答欄　16

問17：第⑦パラグラフ中の (　7　) に入れるべき最も適切な語句を次から選べ。

1. bought   2. occupied   3. sold   4. yielded

マーク式解答欄　17

問18：第⑦パラグラフ中の下線部 and the (＿＿) the (エ) the (＿＿) the (＿＿)が次の日本文に相当する英文になるように，それぞれの (＿＿) 内に最も適切な語を下から選んで入れるとき，(エ) に入れるべき語を次から選べ。各語は1回ずつ使用のこと。

「歳をとればとるほどその可能性は高くなる」

1. age   2. chance   3. higher   4. older

マーク式解答欄　18

問１９：第⑥〜第⑦パラグラフの内容と一致しているものを次から１つ選べ。

1. 著者が子供の頃，親戚に認知症にかかった人はいなかった。
2. 70 歳代で認知症になる人がイギリスには 30 万人いると推定される。
3. 今日のイギリスにおいて認知症を患う人の数はおよそ 90 万である。
4. 著者は認知症で亡くなった有名人の家族を取材し始めたが，それは長続きしなかった。

マーク式解答欄　１９

（出典：Nicci Gerrard, *What Dementia Teaches Us about Love* ）

【 2 】次の英文はインタビュー記事である。これを読んで，**問２０～問２７**に答え
よ。　　　　　　　　　　　　　　　　　　　　　　　　　　　　　　（１６点）

How did you get into medicine?

I spent 10 years studying medicine at Leeds University and working as an intern.
Then I trained as a *GP for three years. I was 29 and being a GP was very difficult.
The service was *underfunded, people were overwhelmed with the demand and it
was causing a lot of doctors (1) – including myself. I was seeing 40 patients a
day and going home physically exhausted and emotionally drained. I had to make a
tough decision, because I wasn't very happy and it was difficult to do my job. I
decided to turn *freelance and work in the emergency department.
(*注　GP = general practitioner（一般診療医）　　　underfunded：資金不足の
freelance：自由契約で働く人）

What prompted you to start acting?

When I went freelance, I decided to focus on myself and explore other aspects of my
life. One of my friends said: "(2) do an acting course?" and I've been *hooked
ever since. I did short courses at the Actors Centre and City Academy and I had an
actor friend in Spain who was working in Spain, so I went there and did a course. I
was slipping in and out, and finally, last summer, I (3) for drama school. I
started auditioning and got a place at Drama Studio London.
(*注　hooked：夢中の）

How have you found the training?

It's been one of the best experiences in my life. It's so intense: they say doctor
training is difficult, but drama school is a whole new level. It's inspired me, I've
learned so much about myself. I went into acting short courses effectively blind. I
was really interested but I didn't understand it. Training has (4) me the depth
of acting and where I can *get with it.
(*注　get with it：（仕事などに）精を出す，身を入れる）

What is it like working during the coronavirus pandemic?

There wasn't a (5) of hesitation in my mind about going to go back to help my colleagues, so as soon as Drama Studio closed I went back to the hospital I've been working at. I'm managing but it's quite stressful. The thing that's stressful is (6) of personal protective equipment. We're not adequately protected. The support from the public has been incredible – the amount of food we've been given and obviously the *NHS applause. People keep talking about the appreciation – it makes the job worthwhile and keeps you going.

(*注　the NHS = the National Health Service（英国の）国民保健サービス)

Has acting helped you as a doctor?

Without a doubt. A lot of people think medicine and acting are at (7) ends of the career *spectrum, but they're similar, because they're both a study of human behaviour. The skills I've learned being an actor, such as listening, reacting and telling a story, come into communicating with patients and being more authentic. I'd say it was the best professional development I've had since leaving medical school. We have yearly appraisals about what we've done to become better doctors and last year it was all about my acting training. It should be compulsory (8) have acting training.

(*注　spectrum：範囲)

問２０：本文中の（　1　）に入れるべき最も適切な語句を次から選べ。

1. burn out　　　　2. burning out

3. from burning out　　4. to burn out

マーク式解答欄　２０

問21：本文中の（ 2 ）に入れるべき最も適切なものを次から選べ。

1. How about
2. What do you say to
3. Which do you
4. Why don't you

マーク式解答欄 21

問22：本文中の（ 3 ）に入れるべき最も適切な語を次から選べ。

1. accepted
2. admitted
3. applied
4. approved

マーク式解答欄 22

問23：本文中の（ 4 ）に入れるべき最も適切な語を次から選べ。

1. enabled
2. had
3. made
4. shown

マーク式解答欄 23

問24：本文中の（ 5 ）に入れるべき最も適切な語を次から選べ。

1. market
2. mayor
3. medicine
4. moment

マーク式解答欄 24

問25：本文中の（ 6 ）に入れるべき最も適切な語（句）を次から選べ。

1. short
2. shortly
3. the shortage
4. to be shortened

マーク式解答欄 25

問２６：本文中の（　7　）に入れるべき最も適切な語を次から選べ。

　　1. central　　　　2. opposite　　　3. parallel　　　4. vertical

マーク式解答欄　２６

問２７：本文中の（　8　）に入れるべき最も適切なものを次から選べ。

　　1. all·doctors to　　　　　　　2. all doctors'
　　3. for all doctors that　　　　4. for all doctors to

マーク式解答欄　２７

（出典：Giverny Masso, "Q & A: Riz Khan." *The Stage*)

【 3 】次の英文を読んで，**問２８〜問４６**に答えよ。番号①〜⑧はパラグラフを示す。 （３８点）

① The reason for the range of work that has been conducted into the questions of what, why, and how we remember should be apparent: memory is a key psychological process. As stated by the *eminent *cognitive neuroscientist Michel Gazzaniga: 'Everything in life is memory, save for the thin edge of the present'. Memory allows us to recall birthdays, holidays, and other significant events that may have taken place hours, days, months, or even many years ago. Our memories are personal and '(ア)', yet without memory we wouldn't be able to undertake '(イ)' acts—such as holding a conversation, recognizing our friends' faces, remembering appointments, acting on new ideas, succeeding at work, or even learning to walk.
(*注 eminent：高名な cognitive neuroscientist：認知神経科学者)

② Memory is (a) more than simply bringing to mind information encountered at some previous time. Whenever the experience of some past event influences someone at a later time, the influence of the previous experience is a reflection of memory for that past event.

③ The *vagaries of memory can be illustrated by the following example. Without doubt, you have seen thousands of coins in your lifetime. But ( )(ウ)( ) (エ)( )( )( )( ) remember a typical coin that you may have in your pocket. Without looking at it, take a few minutes to try to draw a coin of a particular *denomination from memory. Now compare your drawing (b) the coin itself. How accurate was your memory for the coin? For instance, was the head facing the correct way? How many of the words (if any!) from the coin did you recall? Did you place these words correctly?
(*注 vagaries：気まぐれ denomination：金額)

④ Systematic studies were conducted into this very topic in the 1970s and 1980s. Researchers found that, in fact, most people have very poor memories for very familiar things—like coins. (　　　)(　　　)(　オ　)(　　　)(　　　) which we tend to (　　　)(　カ　)(　　　) (but which—in a sense—doesn't really exist!). Try it with other familiar objects in your environment, such as stamps, or try to remember the details of clothes that other people in your workplace or with whom you frequently *socialize typically wear. The key point here is that we tend to remember the information that is most *salient and useful for us. For instance, we may be much better (　c　) recalling the typical size, dimensions or color of coins than the direction of the head or the text on the coin, because the size, dimensions or color may well be more relevant for us when we are using money (*i.e. for the primary purpose of payment and exchange for which money was devised). And when remembering people, (　　　)(　　　)(　キ　)(　　　)(　　　)(　ク　)(　　　)(　　　) that remain relatively invariant (and are, therefore, most useful in identifying them), rather than items which may change (such as individuals' clothing).

　(*注　socialize：交際する　　salient：目立つ　　i.e. = that is (to say))

⑤ Instead of thinking of coins and clothing, it is perhaps more straightforward for most people to consider the role of memory in the case of a student who i) attends a lecture, and ii) later brings to mind successfully [　　　　A　　　　]. This is the type of 'memory' that we are all familiar with from our own school days. But it may be less obvious that memory may still play an effective role for the student, even when the person does not 'remember' the lecture or the information *per se, but instead uses information from the lecture more generally (i.e. possibly without thinking about the lecture itself—or recalling the specific information that was presented in that context; this is termed *episodic memory).

(*注　per se：それ自体　　episodic memory：エピソード記憶)

⑥ In the case of the student's more general use of the information presented in the lecture, we refer to this information as having entered *semantic memory, which is broadly *analogous with what we also refer to as 'general knowledge'. Furthermore, if that student later develops an interest (or a marked disinterest) in the topic of the lecture, this interest may itself reflect memory for the earlier lecture, even though [　　　　B　　　　].

(*注 *semantic memory*：意味記憶   analogous：類似した)

⑦ Similarly, memory plays a role whether or (d) we intend to learn. In fact, comparatively little of our time is spent trying to 'record' events for later remembering, as in formal study. By contrast, most of the time we are simply getting on with our everyday lives. But if, in this everyday life, something salient happens (which, in our evolutionary past as **homo sapiens*, may well have been associated with threat or reward), then established physiological and psychological processes kick in, and [C   ]. For example, most of us have had the experience of forgetting where we left our car in a large car park. But if we have an accident while parking and damage our car and/or the car of our neighbor in the car park, then specific 'fight, *fright or *flight' mechanisms are initiated, ensuring that we typically remember such events (and the location of our car) very well.

(*注 *homo sapiens*：ホモ・サピエンス   fright：恐怖   flight：逃走)

⑧ So memory is not, in fact, dependent (e) an intention to remember events. Furthermore, past events only have to influence our *thoughts*, *feelings*, or *behavior* (as we considered with the earlier example of the student attending the lecture) for this to provide sufficient evidence of our memory for these events. Memory also plays a role [D   ]. Many of the influences of past events are unintended, and may 'pop into mind' unexpectedly. Retrieval of information may even run counter to our intentions, as shown in work conducted by researchers over the past several decades. This issue has become very topical *of late in the context of phenomena such as the retrieval of traumatic memories.

(*注 of late：最近)

問２８：下線部の発音が，第①パラグラフ中の [memory] の下線部の発音と異なる語を次から１つ選べ。

    1. eminent   2. event   3. everything   4. remember

マーク式解答欄　２８

問２９：第①パラグラフ中の　save for　と同じ意味を持つものを１つ選べ。

1. as for　　　　2. call for　　　　3. except for　　　　4. send for

問３０：第①パラグラフ中の（　ア　）に入れるべき最も適切な語を選べ。

1. external　　　　2. internal

問３１：第①パラグラフ中の（　イ　）に入れるべき最も適切な語を選べ。

1. external　　　　2. internal

問３２〜問３６：本文中の（　a　）〜（　e　）に入れるべき最も適切な語を次から選べ。各語は１回ずつ使用せよ。

1. at　　　2. far　　　3. not　　　4. upon　　　5. with

問３２：（　a　）に入れるべき語はどれか。　　
問３３：（　b　）に入れるべき語はどれか。　　
問３４：（　c　）に入れるべき語はどれか。　　
問３５：（　d　）に入れるべき語はどれか。　　
問３６：（　e　）に入れるべき語はどれか。

問３７～問３８：第③パラグラフ中の下線部（　　）（　ウ　）（　　）（　エ　）（　　）（　　）（　　）（　　）remember a typical coin that you may have in your pocket が次の日本文に相当する英文になるように，それぞれの（　　）内に最も適切な語を下から選んで入れるとき，（　ウ　）～（　エ　）に入れるべき語を次から選べ。各語は１回ずつ使用のこと。

「あなたがポケットに入れているかもしれない典型的な硬貨を，どれだけうまく思い出せるか考えてみよう」

1. can　　　　　2. how　　　　　3. let　　　　　4. on
5. reflect　　　6. us　　　　　　7. well　　　　 8. you

問３７：（　ウ　）に入れるべき語はどれか。　　　マーク式解答欄　　３７

問３８：（　エ　）に入れるべき語はどれか。　　　マーク式解答欄　　３８

問３９～問４０：第④パラグラフ中の下線部（　　）（　　）（　オ　）（　　）（　　）which we tend to（　　）（　カ　）（　　）が次の日本文に相当する英文になるように，それぞれの（　　）内に最も適切な語（句）を下から選んで入れるとき，（　オ　）～（　カ　）に入れるべき語（句）を次から選べ。各語（句）は１回ずつ使用のこと。ただし，文頭に来る語（句）も小文字にしている。

「これは私たちが当たり前のように考えがちなタイプの記憶を表している」

1. a type　　　　2. for　　　　　3. granted　　　4. memory
5. of　　　　　　6. represents　7. take　　　　 8. this

問３９：（　オ　）に入れるべき語（句）はどれか。　　　マーク式解答欄　　３９

問４０：（　カ　）に入れるべき語（句）はどれか。　　　マーク式解答欄　　４０

問４１〜問４２：第④パラグラフ中の下線部 (　　　)(　　　)(キ)(　　　)(　　　)(ク)(　　　)(　　　) that remain relatively invariant が次の日本文に相当する英文になるように，それぞれの (　　　) 内に最も適切な語（句）を下から選んで入れるとき，(キ)〜(ク) に入れるべき語（句）を次から選べ。各語（句）は１回ずつ使用のこと。

「比較的変化することのない相手の顔や他の際立って特徴的な目鼻立ちを，私たちは概して思い出すものだ」

1. and　　　　　2. distinguishing　　　　3. features　　4. other
5. their faces　　6. typically recall　　　　7. we　　　　8. will

問４１：(キ) に入れるべき語（句）はどれか。　マーク式解答欄　４１
問４２：(ク) に入れるべき語（句）はどれか。　マーク式解答欄　４２

問４３〜問４６：英文中の[　　　A　　　]〜[　　　D　　　]に入れるべき最も適切な表現を次から選べ。各表現は１回ずつ使用せよ。ただし，文頭に来る語もすべて小文字にしている。

1. regardless of our intention to retrieve or utilize past events
2. the student might not be able to recall consciously having ever attended a lecture on the topic in question
3. we usually remember these events quite well
4. what was taught in the lecture in the *examination hall
(*注　examination hall：試験会場)

問４３：[　　　A　　　] に入れるべき表現はどれか。　マーク式解答欄　４３
問４４：[　　　B　　　] に入れるべき表現はどれか。　マーク式解答欄　４４
問４５：[　　　C　　　] に入れるべき表現はどれか。　マーク式解答欄　４５
問４６：[　　　D　　　] に入れるべき表現はどれか。　マーク式解答欄　４６

（出典：Jonathan K. Foster, *MEMORY*）

【4】問４７〜問５０：次の英文を読んで，[A   ]〜[D   ]に入れるべき最も適切な表現を下の 1.〜4.より選べ。各表現は１回ずつ使用せよ。なお，文頭に来る語もすべて小文字にしている。　　　　　　　　　　（８点）

The word "otaku" began to be used in the 1980s. [A   ]: "people who are bad at communicating with others and who lose themselves in hobbies that they can do without reference to other people." At present, [B   ] for "freak" or "enthusiast," such as in "railroad otaku" or "fitness otaku."

In its narrow sense, "otaku" refers to people who are totally absorbed in anime, video games, pop idols, *bishojo* (pretty underage girl) manga, homemade computers, and so on. Overseas, "otaku" refers to anyone who is interested in Japanese popular culture as a whole. So, obviously, [C   ].

Overseas, there are also different types of otaku, however. [D   ]. Others want so badly to read manga in Japanese that they start studying the language. There are other types, too, but in the end they are all enthusiastic fans of some aspect of Japanese culture.

1. it still retains this negative aspect, but its scope has broadened so that it can be casually used as a *synonym

2. its meaning varies slightly according to the times, but at first it had the following somewhat negative meaning

3. some are complete *fanatics and dress up as their favorite manga characters at book fairs and video game conventions

4. there is quite a big difference in the understanding of the word

(*注　synonym：同義語　　fanatic：熱狂的な愛好家)

問４７：[　　　A　　　]に入れるべき表現はどれか。　　マーク式解答欄　４７

問４８：[　　　B　　　]に入れるべき表現はどれか。　　マーク式解答欄　４８

問４９：[　　　C　　　]に入れるべき表現はどれか。　　マーク式解答欄　４９

問５０：[　　　D　　　]に入れるべき表現はどれか。　　マーク式解答欄　５０

（出典：内池久貴『なぜ、日本人は？答えに詰まる外国人の質問 178』)

『以　上』

化 学

問題

(60分)

3年度

問1〜問22の解答を，指定された解答欄にマークせよ。

必要があれば，次の数値を用いよ。

原子量：H＝1.0， C＝12， N＝14， O＝16， Na＝23， Ca＝40

気体定数：8.3×10^3 Pa·L/(K·mol)

セルシウス温度目盛りのゼロ点　0 ℃：273 K

標準状態：0 ℃， 1.013×10^5 Pa

標準状態での理想気体のモル体積：22.4 L/mol

『余　白』

1　次の問い（**問1〜問9**）に答えよ。　　　　　　　　　（5.1点）

問1　質量パーセント濃度 **48%** の水酸化ナトリウム水溶液の密度は，**1.5 g/cm³** である。この水溶液のモル濃度〔**mol/L**〕はいくらか。最も近い値を選べ。

マーク式解答欄　　**1**

(1)　1.8　　　　　　(2)　3.6　　　　　　(3)　5.4

(4)　7.2　　　　　　(5)　12　　　　　　(6)　18

(7)　36　　　　　　(8)　48　　　　　　(9)　54

(10)　72

問2　ある濃度の塩酸 **1.0 L** を **0.040 mol/L** の水酸化ナトリウム水溶液 **1.0 L** と混合したところ，**2.0 L** の混合溶液が得られ，**1.12 kJ** の発熱があった。この混合溶液の **25℃** での pH はいくらか。最も近い値を選べ。ただし，中和熱は **56 kJ/mol** とし，中和熱以外による発熱または吸熱は無視できるものとする。なお，**25℃** での水のイオン積は **1.0×10⁻¹⁴ (mol/L)²** である。

マーク式解答欄　　**2**

(1)　　1.0　　　　(2)　　2.0　　　　(3)　　3.0　　　　(4)　　5.0

(5)　　9.0　　　　(6)　　11　　　　(7)　　12　　　　(8)　　13

『余　白』

問3　下図に示す電子配置をもつ原子 **A〜C** に関する次の記述のうち，正しいもののみをすべて含む組み合わせはどれか。ただし，中心の丸（◎）は原子核を，その外側の同心円は電子殻を，円周上の黒丸（●）は電子をそれぞれ表す。

マーク式解答欄　**3**

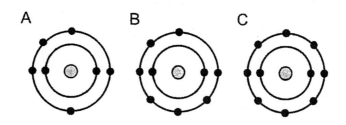

- **(a)**　**A，B，C** はいずれも周期表の第2周期に含まれる元素の原子である。
- **(b)**　**A** のみからなる2原子分子では，2個の原子が2組の共有電子対で結合している。
- **(c)**　**B** は1価の陰イオンになりやすい。
- **(d)**　**C** の価電子の数は **A〜C** の中で最も少ない。

(1)　[(a), (b)]	(2)　[(a), (c)]	(3)　[(a), (d)]
(4)　[(b), (c)]	(5)　[(b), (d)]	(6)　[(c), (d)]
(7)　[(a), (b), (c)]	(8)　[(a), (b), (d)]	(9)　[(a), (c), (d)]
(10)　[(b), (c), (d)]		

『余　白』

問4 純物質の液体の冷却曲線を下図に示す。この図に関する次の記述のうち，正しいもののみをすべて含む組み合わせはどれか。

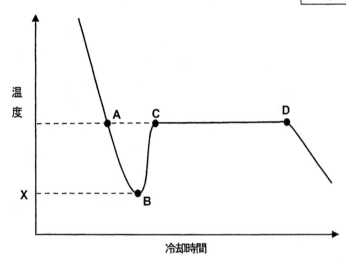

(a) **X** はこの液体の凝固点である。
(b) 冷却曲線上の **A–B** 間では，液体のみが存在する。
(c) 冷却曲線上の **B–C** 間では，凝固による熱が放出される。
(d) 冷却曲線上の **C–D** 間では，固体のみが存在する。

(1) [(a), (b)] **(2)** [(a), (c)] **(3)** [(a), (d)]
(4) [(b), (c)] **(5)** [(b), (d)] **(6)** [(c), (d)]
(7) [(a), (b), (c)] **(8)** [(a), (b), (d)] **(9)** [(a), (c), (d)]
(10) [(b), (c), (d)]

『余 白』

問5 貴ガス(希ガス)に関する次の記述のうち，正しいもののみをすべて含む組み合わせはどれか。

マーク式解答欄　**5**

(a) 18族に属し，単体は単原子分子である。
(b) 常温常圧では無色無臭の気体である。
(c) 封入したネオンガスに電圧をかけると，赤色光を発する。
(d) 放射線のひとつである β 線の実体は，ヘリウム ^4_2He の原子核である。

(1) [(a),(b)] (2) [(a),(c)] (3) [(a),(d)]
(4) [(b),(c)] (5) [(b),(d)] (6) [(c),(d)]
(7) [(a),(b),(c)] (8) [(a),(b),(d)] (9) [(a),(c),(d)]
(10) [(b),(c),(d)]

問6 電池に関する次の記述のうち，正しいもののみをすべて含む組み合わせはどれか。

マーク式解答欄　**6**

(a) 電池は正極で酸化反応，負極で還元反応がおこる。
(b) ダニエル電池では，正極に銅板，負極に亜鉛板を用いる。
(c) アルカリマンガン乾電池は二次電池に分類でき，充電して繰り返し使うことができる。
(d) 燃料電池では化学エネルギーを直接電気エネルギーとして取り出すため，エネルギーの効率が高い。

(1) [(a),(b)] (2) [(a),(c)] (3) [(a),(d)]
(4) [(b),(c)] (5) [(b),(d)] (6) [(c),(d)]
(7) [(a),(b),(c)] (8) [(a),(b),(d)] (9) [(a),(c),(d)]
(10) [(b),(c),(d)]

問7 実在気体と理想気体に関する次の記述のうち，正しいもののみをすべて含む組み合わせはどれか。

(a) 理想気体とは，気体分子自身の体積がなく，また気体分子どうしに分子間力がはたらかないとする仮想の気体である。

(b) 実在気体であっても，高温・高圧の状態では理想気体に近いふるまいをする。

(c) $0\,°C$，$1.0 \times 10^7\,Pa$ では，$1.0\,mol$ のメタンの体積は $0.11\,L$ であった。このメタンは理想気体としてふるまう。

(1) [(a)]	**(2)** [(b)]	**(3)** [(c)]
(4) [(a), (b)]	**(5)** [(a), (c)]	**(6)** [(b), (c)]
(7) [(a), (b), (c)]		

問8 一定温度において，酢酸 30 g，エタノール 23 g，水 36 g の混合物を反応させ，平衡状態に達した。このときの酢酸エチルの生成量〔g〕はいくらか。最も近い値を選べ。ただし，この温度における酢酸エチル生成反応の平衡定数の値は 9.0 とし，いずれの物質も液体で存在するものとする。

(1) 0.25	**(2)** 1.1	**(3)** 2.2	**(4)** 4.4
(5) 11	**(6)** 22	**(7)** 44	**(8)** 88

『余　白』

問9 以下の熱化学方程式に関する次の記述のうち，正しいもののみをすべて含む組み合わせはどれか。

マーク式解答欄　**9**

$$C(黒鉛) + O_2(気) = CO_2(気) + 394\,kJ$$

$$2CO(気) + O_2(気) = 2CO_2(気) + 566\,kJ$$

$$2H_2(気) + O_2(気) = 2H_2O(気) + 484\,kJ$$

$$H_2O(液) = H_2O(気) - 44\,kJ$$

$$C(黒鉛) + 2H_2(気) = CH_4(気) + 75\,kJ$$

(a) 一酸化炭素の生成熱は **111 kJ** である。
(b) メタンが燃焼して液体の水が生じたときの燃焼熱は **847 kJ** である。
(c) **2.0 mol** の水を蒸発させると，**88 kJ** の熱量が発生する。
(d) 炭素（黒鉛）の燃焼熱と二酸化炭素の生成熱は等しい。

(1)　[(a), (b)]　　　　(2)　[(a), (c)]　　　　(3)　[(a), (d)]
(4)　[(b), (c)]　　　　(5)　[(b), (d)]　　　　(6)　[(c), (d)]
(7)　[(a), (b), (c)]　　(8)　[(a), (b), (d)]　　(9)　[(a), (c), (d)]
(10)　[(b), (c), (d)]

『余　白』

2 次の記述を読んで，問い（**問10〜問13**）に答えよ。 （23点）

ある濃度の塩酸を **8** 個のビーカーに **50 mL** ずつはかりとり，それぞれのビーカーに **0.50 g** から **4.0 g** まで **0.50 g** きざみの炭酸カルシウムを加えて反応させた。その結果，発生した二酸化炭素の質量と加えた炭酸カルシウムの質量の間に下図で示す関係が得られた。

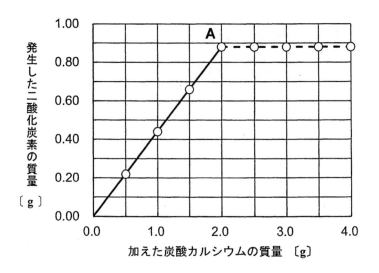

問10 カルシウムの化合物に関する次の記述のうち，正しいもののみをすべて含む組み合わせはどれか。

マーク式解答欄 10

(a) 石灰水に二酸化炭素を通じると，白色沈殿を生じる。
(b) 炭酸塩は石灰岩などの主成分として，天然に広く存在する。
(c) 消石灰に水を加えると，発熱しながら生石灰を生じる。
(d) 塩化物は吸湿性，潮解性が強く，その無水物は乾燥剤や凍結防止剤などに用いられる。

(1) ［(a), (b)］	(2) ［(a), (c)］	(3) ［(a), (d)］
(4) ［(b), (c)］	(5) ［(b), (d)］	(6) ［(c), (d)］
(7) ［(a), (b), (c)］	(8) ［(a), (b), (d)］	(9) ［(a), (c), (d)］
(10) ［(b), (c), (d)］		

問11　発生する二酸化炭素の回収方法について説明した次の文中の ［ **ア** ］ ～ ［ **エ** ］に入れるべき語句の正しい組み合わせはどれか。

　　空気は窒素と酸素が約**4：1**の割合で混合した気体であり，空気の平均分子量は二酸化炭素の分子量よりも ［ **ア** ］。つまり，同一圧力，同一体積では，二酸化炭素は空気よりも ［ **イ** ］。また，二酸化炭素は水に ［ **ウ** ］。したがって，この反応で発生した二酸化炭素は ［ **エ** ］置換にて回収するのがよい。

	ア	イ	ウ	エ
(1)	大きい	重い	溶ける	上方
(2)	大きい	重い	溶ける	下方
(3)	大きい	軽い	溶けない	上方
(4)	大きい	軽い	溶けない	下方
(5)	大きい	軽い	溶けない	水上
(6)	小さい	重い	溶ける	上方
(7)	小さい	重い	溶ける	下方
(8)	小さい	軽い	溶けない	上方
(9)	小さい	軽い	溶けない	下方
(10)	小さい	軽い	溶けない	水上

『余　白』

問12　図の原点と点 **A** を結ぶ実線の傾きに関する次の記述のうち, 正しいもののみをすべて含む組み合わせはどれか。

マーク式解答欄　**12**

(a)　実線の傾きは, 炭酸カルシウムの式量に対する二酸化炭素の分子量の比に等しい。

(b)　実線の傾きは, 未反応の塩化水素の質量の増加により大きくなる。

(c)　各ビーカー中の塩酸の濃度を変化させずに体積を 2 倍にすると, 実線の傾きは 2 倍になる。

(d)　各ビーカー中の塩酸の濃度を変化させずに体積を 2 倍にすると, 実線の傾きは 1/2 になる。

(1)　[(a)]	(2)　[(b)]	(3)　[(c)]
(4)　[(d)]	(5)　[(a), (b)]	(6)　[(a), (c)]
(7)　[(a), (d)]	(8)　[(b), (c)]	(9)　[(b), (d)]

問13　反応に用いた塩酸のモル濃度 〔**mol/L**〕 はいくらか。最も近い値を選べ。

マーク式解答欄　**13**

(1)　0.020	(2)　0.040	(3)　0.060
(4)　0.080	(5)　0.10	(6)　0.20
(7)　0.40	(8)　0.60	(9)　0.80
(10)　1.0		

『余　白』

3　次の記述を読んで，問い（**問１４～問１８**）に答えよ。　　（２８点）

1. 化合物 **A**，**B**，**C** は，いずれも分子量が 75 以下で，互いに構造異性体である。
2. **A** 1 mol を完全燃焼させると，二酸化炭素 3 mol と水 4 mol が生じた。
3. **A** と **B** は，いずれも金属ナトリウムと反応して気体 **X** が発生したが，**C** は金属ナトリウムとは反応しなかった。
4. **A** を穏やかに酸化すると，まず，化合物 **D** が生成し，さらに酸化すると，酸性化合物 **E** が生成した。一方，**B** を酸化すると，中性化合物 **F** が生成した。
5. **F** は，酢酸カルシウムの熱分解（乾留）によっても生成する。

問１４　化合物 **A** の分子式として正しいものはどれか。

マーク式解答欄　**１４**

(1)　C_2H_5O　　　　(2)　$C_2H_5O_2$　　　　(3)　C_3H_8

(4)　$C_3H_4O_2$　　　(5)　C_3H_6O　　　　(6)　C_3H_8O

(7)　C_4H_8　　　　(8)　C_4H_6O　　　　(9)　C_4H_8O

(10)　C_5H_{10}

問１５　気体 **X** の名称と化合物 **A** 1 mol を金属ナトリウムと反応させたときに発生する気体 **X** の物質量〔mol〕の組み合わせとして正しいものはどれか。

マーク式解答欄　**１５**

	気体 **X** の名称	気体 **X** の物質量〔mol〕
(1)	水素	0.5
(2)	水素	1
(3)	水素	2
(4)	エチレン	0.5
(5)	エチレン	1
(6)	エチレン	2
(7)	メタン	0.5
(8)	メタン	1
(9)	メタン	2

問16 化合物 **A〜C** に関する次の記述のうち，正しいもののみをすべて含む組み合わせはどれか。

(a) **A**，**B**，**C** のうち，最も沸点が低いのは **C** である。

(b) **A** を脱水すると，シス-トランス異性体（幾何異性体）をもつアルケンが生成する。

(c) **B** は不斉炭素原子をもつ。

(d) **C** はエーテル結合をもつ。

(1) [(a),(b)]	(2) [(a),(c)]	(3) [(a),(d)]
(4) [(b),(c)]	(5) [(b),(d)]	(6) [(c),(d)]
(7) [(a),(b),(c)]	(8) [(a),(b),(d)]	(9) [(a),(c),(d)]
(10) [(b),(c),(d)]		

問17 化合物 **D〜F** のうち，銀鏡反応を示すもののみをすべて含む組み合わせはどれか。

(1) D	(2) E	(3) F
(4) D, E	(5) D, F	(6) E, F
(7) D, E, F		

問18 化合物 **A〜F** のうち，ヨードホルム反応を示すもののみをすべて含む組み合わせはどれか。

(1) A, B	(2) A, C	(3) A, F
(4) B, C	(5) B, E	(6) B, F
(7) C, E	(8) D, F	(9) E, F

4 次の記述を読んで，問い（**問19〜問22**）に答えよ。　　　（23点）

1. 化合物 **A〜E** は，いずれもベンゼン環をもつ化合物である。
2. 分子式 $C_{13}H_{10}O_2$ で表される **A** を水酸化ナトリウム水溶液と加熱したのち酸性にすると，**B** と **C** が生成した。
3. **B** は工業的にはクメン法により製造される。
4. **B** のナトリウム塩を高温・高圧のもとで二酸化炭素と反応させたのち酸性にすると，**D** が生成した。
5. **D** に無水酢酸を作用させると，**E** が生成した。

問19　化合物 **A** 99 mg を完全燃焼させたときに生成する二酸化炭素の質量〔mg〕はいくらか。最も近い値を選べ。

マーク式解答欄　**19**

(1)　1.2×10^2　　　　(2)　1.4×10^2　　　　(3)　1.5×10^2
(4)　2.6×10^2　　　　(5)　2.9×10^2　　　　(6)　3.2×10^2
(7)　5.1×10^2　　　　(8)　5.6×10^2　　　　(9)　5.7×10^2

問20　化合物 **B〜E** のうち，塩化鉄(Ⅲ)水溶液によって青〜赤紫色を呈するもののみをすべて含む組み合わせはどれか。

マーク式解答欄　**20**

(1)　B, C　　　　(2)　B, D　　　　(3)　B, E
(4)　C, D　　　　(5)　C, E　　　　(6)　D, E
(7)　B, C, D　　　(8)　B, C, E　　　(9)　C, D, E

問21　化合物 **C** と **D** の名称の正しい組み合わせはどれか。

	化合物 **C**	化合物 **D**
(1)	フェノール	サリチル酸
(2)	フェノール	フタル酸
(3)	フェノール	安息香酸
(4)	ベンジルアルコール	サリチル酸
(5)	ベンジルアルコール	フタル酸
(6)	ベンジルアルコール	安息香酸
(7)	安息香酸	サリチル酸
(8)	安息香酸	フタル酸
(9)	安息香酸	ベンジルアルコール

問22　化合物 **B〜E** に関する次の記述のうち，正しいもののみをすべて含む組み合わせはどれか。

(a)　**B〜E** を含むジエチルエーテル溶液に，過剰の炭酸水素ナトリウム水溶液を加えて分液ロートでよく振り混ぜると，ジエチルエーテル層に溶解しているものは **B** のみである。

(b)　**B〜E** のうち，エステル結合をもつものは存在しない。

(c)　**B〜E** のうち，フェーリング反応を示すものは存在しない。

(d)　**E** は解熱鎮痛薬として用いられる。

(1)　[(a), (b)]	(2)　[(a), (c)]	(3)　[(a), (d)]
(4)　[(b), (c)]	(5)　[(b), (d)]	(6)　[(c), (d)]
(7)　[(a), (b), (c)]	(8)　[(a), (b), (d)]	(9)　[(a), (c), (d)]
(10)　[(b), (c), (d)]		

『以上』

英　語

解答

3年度

❶

〔解答〕

問1　3	問2　1	問3　2	問4　4
問5　2	問6　1	問7　4	問8　3
問9　2	問10　5	問11　4	問12　1
問13　1	問14　9	問15　8	問16　3
問17　2	問18　1	問19　3	

〔出題者が求めたポイント〕

問1～問4　human「人間」。plague「疫病」。plot「ストーリー、物語の筋」。sight「光景」。out of sight で「人目につかず」。

問5　frown[au]/ acknowledge[ɑ]/ eyebrows[au]/ known[ou]/ sorrow[ou]

問6～問10　全訳参照。

問11　missing「失われた」。miserable「悲惨な」。mistaken「間違った」。not liked「好まれない」。not present「存在していない」。

問12　get old「年を取る」。

問13　Although「～だけれども」。Because「～なので」。Moreover「さらに」。Therefore「だから」。Moreover と Therefore は副詞なので、構造上入らない。

問14～問15　正解の英文 I (didn't) (think) (about) (what) (it) (was) (like) (for) (them)

問16　正解の英文 it(went) (on) (behind) (closed) (doors)

問17　occupied by「～によって占められる」。

問18　正解の英文
and the(older) the(age) the(higher) the(chance)

問19　第⑦パラグラフの第3、4文から。

〔全訳〕

① 私はかつて、私たちは記憶でできていると言ったのだが、記憶が失われると何が起こるのか。そのとき、私たちは誰なのか。もし正気でなくなったら、私たちはどこへ行ってしまうのか。もしストーリーを失ったら、今自分のいる物語はどうなるのか。つらい最後の瞬間でさえ、私は父が父でないとは思いもしなかった——同時に、父は自分を失ってしまったと感じたが。彼は去ったが、彼は依然としてそこにいた。彼は不在だったが、にもかかわらず力強く存在していた。言葉や記憶を超えて持ちこたえた何かがあった。それはおそらく、川が岩に痕跡を残すように、生命が彼の中に擦り込んだ轍のような跡だった。彼はまだ優しさを残していた。彼の過去は、笑顔に、しかめ面に、濃い銀色の眉をつり上げる様子の中に生き続けていた。それは私たちの中に生き続けていた。彼は私たちを認識できなかっただろうが、私たちは彼を認識することができた。消すことのできない、この実体を表す言葉が何なのか、私には分からない。かつてそれは、「魂」と言われたのかも知れない。

② 文明、統制、そして安全は、「深海の堅くなった表面」を形成する。多くの場合心の片隅に追いやられているが、私たちすべての中に、自分自身を制御する力がいかに弱く、自分の心や体を支配する力がいかに心もとないかという不安な意識がある。認知症——数多くの、そしてしばしば痛ましい形態の認知症——は私たちに、自分であること、人間であることとは何かを問いかける。

③ それはしばしば現代の疫病と呼ばれる。それは「世紀の病」なのだ。2015 年、英国では推定 85 万人が認知症を抱えて暮らしていた。同じ数の人が診断未確定と考えられた。[A]人口が高齢化するにつれて、この数字は、2021 年には 100 万人以上、2051 年には 200 万人以上に増加すると見積もられている。米国では 2017 年には 550 万人と推計されている。世界保健機関によると、世界には約 4700 万人の認知症患者がいる。3 秒に 1 人が認知症になっている。

④ 人々は認知症をまるで時限爆弾であるかのように話す。ところが実は、この爆弾はずっと以前に、静かに、ひそかに、人目につかないところで爆発しているのだ。取りこわし作業は、隠れて行われたのだ。認知症をかかえて生きる男女は、しばしば失われた人々だ。自立、繁栄、若さ、成功を大切にし、弱さから目をそらす社会によって、忘れられ、否定された人々だ。彼らは、私たちが年をとり、衰弱すること、ついにはすべての人に死が訪れることを思い出させてくれる。あらゆる病気の中で、それは私たちが今最も恐れるものだ。それは「苦難の物語」であり、苦難と同じように、いつまでも続く。

⑤ そして、この苦難は、個人から、彼らの世話をし、彼らを大切に思う人々へ、彼らのコミュニティへ、そして国全体へと広がる。ある医師が私に言ったことだが、認知症は、「患者、介護者、医療システム、社会的ケアに対して、およそ敬意を払わない ..[B]それは、私たちが作り上げた体制にしっくり適合しない」。認知症ほど、患者だけでなく、周囲の人にも影響を与えることで特徴づけられる病気は他にない。その意味するところは、生理学的、心理学的、社会的、経済的、政治的、哲学的である。そのコストは計量不能、つまり、[C]それは金銭的なコストではないということだ。もちろんそれも莫大だが(アルツハイマー・ソサエティの推定によると、そのコストは、英国だけで 260 億ポンド、世界では 8180 億ドル——2018 年までに 1 兆ドルに達する見込み——であり、がん、脳卒中、心臓病を合わせたコストを上回っている)。恥かしさ、混乱、恐怖、悲しみ、罪悪感、孤独など、人間的な観点からのコストのことを言っているのだ。それは、私たちが生きている社会について、私たちが持っている価値観について、人生そのものの意味について、深い道

徳上の疑問を引き起こす。

⑥　同時に、私たちはそれに注目した最初の世代でもある。私が子供の頃、認知症はほとんど目に見えず、認識されていなかった。母方の祖父も、父の祖母も認知症だった。私はそれに気づいていたが、ほんやりとだった。彼らは、かつて私の生活の中で生き生きとしていたのに、当時こすって消されつつある人物になりつつあった。私は多分、彼らに当惑していたのだ。というのは、かつて彼らは権威者であったのに、今や全く無力だったからだ。そして、私はこの病気の身体的な性質にも少し不安を感じていたが、それが彼らにとってどのようなものであるかについて考えなかったし、演じられる悲劇——時には不快な茶番——を想像することもなかった。それは恥辱であり、恥かしさ、恐れ、否定の源であり、それは水面下で続いていた。口にするのもはばかられる語だった。

⑦　私たちは今、20年、30年前とは根本的に異なる形でそれを認識しており、この認識は社会的、政治的、道義的責任を伴っている。今では、以前隠されていたものを目にすることができる。1970年代、イギリスには認知症の人が約30万人いて、国中に薄く広がっていた。今日、その数は3倍である。25年後には約170万人になるだろう。米国では、1999年から2014年までの15年間に、アルツハイマー病だけで死亡する人の割合が55％増加している。病棟（一般病棟でも）に行ってみれば、いくつかの、あるいは大半のベッドが認知症患者で占められていることが分かる。老人向けの居住型介護施設に行ってごらんなさい。死亡記事を見てごらんなさい。（この本について考えていたとき、私はこの病気で亡くなりつつある、あらゆる有名人のリスト作りを始めた。しかし、私はそれを放棄した。あまりにも数が多く、しかもリストは増え続けた。[D]私は追いきれなかったのだ。）ニュース記事——気分が高揚する記事、悲鳴を上げたくなるような記事——を読んでごらんなさい。私は、この病気と何らかの形で近い関係を持たない人を、ほとんど一人も知らない。[E]それは、私たちの周囲いたる所に、家族の中、遺伝子の中にある。私たち自身の未来の中にある（80歳以上の人の約6人に1人が認知症になる。年齢が上がるほど認知症になる確率は高くなる。庭に狙撃兵がいるようなものだ）。あなたか私がなるのでなければ、私たちが愛する人がなるのだ。

2

〔解答〕

| 問20　4 | 問21　4 | 問22　3 | 問23　4 |
| 問24　4 | 問25　3 | 問26　2 | 問27　4 |

〔出題者が求めたポイント〕

問20　cause＋O＋to Vなので、不定詞のto burn outが正解。

問21　Why don't you 〜 ?「〜するのはどう？」。〜には動詞原形がくる。How about 〜 ?とWhat do you say

to 〜 ?も類似の意味だが、いずれも〜にはVing（動名詞）がくる。

問22　apply for「〜に出願する、申し込む」。

問23　Training has shown me the depth of 〜「トレーニングは〜の奥深さを教えてくれた」。

問24　There wasn't a moment of hesitation「一瞬のためらいもなかった」。

問25　the shortage of personal protective equipment「個人用防護具の不足」。

問26　at the opposite end of career spectrum「職種範囲の対極（反対の端）に」。

問27　It should be compulsory for all doctors to have acting training. は、It is 〜 for…to Vの仮主語構文。意味は、「全ての医師が演技の訓練を受けることを義務付けられるべきだ」。

〔全訳〕

どのように医療に足を踏み入れたのか。

　私は10年間、リーズ大学で医学を学び、インターンとして働いた。それから3年間GP（一般診療医）の訓練を受けた。私は29歳で、GPであることはとても困難だった。このサービスは資金不足で、需要に圧倒されており、私を含め多くの医師が燃え尽きてしまった。私は毎日40人の患者を診ており、体力的にも精神的にも疲れきって帰宅していた。私は厳しい決断をしなければならなかった。私は幸せではなく、仕事をするのが苦しかったからだ。私はフリーランスになって救急診療部で働くことにした。

演技を始めたきっかけは何か。

　フリーランスになったとき、私は、自分自身に集中し、人生の他の側面を探求することに決めた。友人のひとりに、「演技のコースをやったらどう？」と言われ、それ以来夢中になった。アクターズ・センターとシティ・アカデミーで短期講習を取り、スペインで働いていた俳優の友人がいたので、そこに行ってコースを受けた。色々さまよって、去年の夏、ついに演劇学校に出願した。オーディションを受け始め、ドラマ・スタジオ・ロンドンに職を得た。

トレーニングはどうだったか。

　それは私の人生で最高の経験の一つだった。医師養成は難しいと言われるが、演劇学校は全く新しいレベルだ。私は刺激を受け、自分自身について多くを学んだ。私は、ほとんど盲目的に短期講習をやり始めた。とても興味はあったが、理解はしていなかった。トレーニングは私に、演ずることの奥深さと、精を出すべき場所を教えてくれた。

新型コロナウイルスのパンデミックの中、働くとはどういうことなのか。

　同僚を助けるために戻ることに関しては、私の心の中に一瞬のためらいもなかったので、ドラマスタジオが終わるとすぐ、私は勤務していた病院に戻った。何とかや

ってはいるが、かなりのストレスがある。ストレスになるのは、個人用防護具の不足だ。我々は十分に保護されていない。国民からの支持——寄せられた食物の量と、明らかなNHS（国民保険サービス）からの称賛——は信じられないほどだ。人々は感謝の気持ちを語り続けている。そのおかげで、仕事はやりがいのあるものになり、続けることができている。

演ずることは、医者であることの役に立ったのか。

　間違いなく役立った。多くの人は、医療と演技は職種の範囲の中では対極に位置すると考えているが、どちらも行動の研究なので似たところがある。話を聞いたり、反応したり、話したりすることなど、私が俳優として学んだスキルは、患者とコミュニケーションを取ることと、より信頼できる医者になることにつながる。医学部を卒業して以来最高の専門能力開発だったと言える。我々は、より良い医者になるために何をしたかを毎年査定される。昨年私は、演技訓練がメインだった。全ての医師が演技の訓練を受けることを義務付けられるべきだ。

❸
〔解答〕
問28　2　　　問29　3　　　問30　2　　　問31　1
問32　2　　　問33　5　　　問34　1　　　問35　3
問36　4　　　問37　6　　　問38　4　　　問39　1
問40　2　　　問41　6　　　問42　4　　　問43　4
問44　2　　　問45　3　　　問46　1
〔出題者が求めたポイント〕
問28　memory[e]/eminent[e]/event[i]/
　　　everything[e]/remember[e]
問29　save for「〜を除いて」。as for「〜に関して」。
　　　call for「〜を要求する」。except for「〜を除いて」。
　　　send for「〜を呼びにやる」。
問30〜問31　全訳参照。external「外的」。internal「内
　　　的」。
問32　farは比較級を強調する。
問33　compare A with B「AをBと比べる」。
問34　be good at「〜が上手だ」のgoodが比較級のbetter
　　　になった形。
問35　whether or notの形。
問36　dependent upon「〜に依存している」。
問37〜問38　正解の英文(let) (us) (reflect) (on) (how)
　　　(well) (you) (can) remember〜
問39〜問40　正解の英文(this) (represent) (a type) (of)
　　　(memory) which we tend to (take) (for) (granted)
問41〜問42　正解の英文(we) (will) (typically recall)
　　　(their faces) (and) (other) (distinguishing)
　　　(features) that〜
問43〜問46　全訳参照。
〔全訳〕
①　私たちが、何を、なぜ、どのように記憶するのかと

いう問題の究明に向け、さまざまな研究が行われてきた理由は明らかである。記憶は重要な心理的プロセスだからだ。高名な認知神経科学者であるミシェル・ガザニガは次のように述べている。「現在という薄い境界を除けば、人生のすべては記憶である」と。記憶によって、私たちは、誕生日や休日、そして、何時間も、何日も、何カ月も、あるいは何年も前に起こった大切な出来事を思い出すことができる。私たちの記憶とは、個人的で「(ア)内的」なものだ。しかし、記憶がなければ、「(イ)外的」行為——例えば、会話をしたり、友人の顔を認識したり、約束を覚えていたり、新しい考えに基づいて行動したり、仕事で成功したり、さらには歩行の学習さえ——を行うことができない。

②　記憶とは、単に過去に遭遇した情報を想起させるだけのものではない。過去の出来事の経験が、後になって人に影響を与えるときはいつも、過去の経験の影響は、その過去の出来事の記憶を反映している。

③　記憶の気まぐれは次の例で説明できる。間違いなく、あなたはこれまで生きている中で何千もの硬貨を見てきた。しかし、あなたがポケットに入れているかも知れない典型的な硬貨を、どれだけうまく思い出せるか考えてみよう。それを見ずに、数分かけて、特定金額の硬貨を記憶から引き出してごらんなさい。そして、あなたのイメージを硬貨そのものと比べてみなさい。硬貨の記憶はどれくらい正確だったか。例えば、顔は正しい方向を向いていたか。硬貨の中の言葉を（もしあれば！）いくつ思い出せたか。その言葉は正しく並べられたのか。

④　1970年代と1980年代に、まさにこのテーマについて組織的な研究が行われた。研究者たちによると、ほとんどの人は、硬貨のような非常に身近なものについての記憶が極めて乏しいという。これは私たちが当たり前のように考えがちなタイプの記憶を表している（しかし、その記憶はある意味、実際には存在していないのだ！）。切手など身近な親しみあるもので試すか、職場の人や頻繁に交際する人が普段着ている服の詳細を思い出すよう努めてみよう。ここでのポイントは、私たちが、自分にとって最も目立っていて、役に立つ情報を覚えている傾向があるということだ。例えば、硬貨の頭や文字の向きよりも、硬貨の大きさや大きさ、色を思い浮かべる方がはるかに得意かも知れない。なぜなら、お金を使っているとき（つまり、お金が考案された、支払いと交換という主要な目的に使っているとき）は、硬貨の大きさや大きさ、色の方が、私たちにとってより関わりのあることだからだ。そして、人を思い出すとき、変化する可能性のあるもの（例えば、個人の衣服）ではなく、比較的変化することのない相手の顔や他の際立って特徴的な目鼻立ちを（それゆえ、彼らを特定するのに最も有用な特徴を）、私たちは概して思い出すものだ。

⑤　硬貨や衣服について考えるよりも、たいていの人にとって、ⅰ）講義に出席しⅱ）その後[A]試験会場において、講義で教わったことをうまく呼び起こす学生の

ケースで記憶の役割を考える方がおそらくより容易だろう。これは、私たち自身の学生時代から親しみのあるタイプの「記憶」だからだ。しかし、講義や情報自体を「記憶」していないのに、それでも講義から得た情報をより一般的に使用している場合(つまり、たぶん講義について考えることも、講義の中で提示された具体的な情報を思い出すこともない記憶——エピソード記憶と呼ばれる記憶の場合)でも、記憶が学生にとって依然として有効な役割を果たしているかどうかは、さほど明らかではないかも知れない。

⑥ 講義で提示された情報を学生がより一般的に使用する場合、私たちはこの情報を意味記憶に入ったものと呼ぶが、これは「一般知識」とも呼ばれるものにほぼ類似する。さらに、その学生が後で講義のトピックに興味(または顕著な無関心)を抱くようになった場合、その関心は、たとえ[B]その学生が当該のテーマの講義に出席したことを、意識的に思い出すことができなくても、その関心自体が以前の講義の記憶を反映している可能性がある。

⑦ 同じように、学ぶつもりがあろうとなかろうと、記憶は一定の役割を果たす。実際、本格的な研究を行う場合とは違って、私たちの時間が、後で思い出すために出来事を記録するために使われることは比較的少ない。逆に、私たちはほとんどの時間、ただ日常生活を送っているだけだ。しかし、もしこの日常生活の中で何か目立ったことが起こると(それは、ホモサピエンスとしての人類進化の歴史においては脅威や報酬と関連していたかも知れないが)、決まった生理学的、心理学的プロセスが作動し、[C]私たちは普通、これらの出来事をとてもよく憶えている。例えば、私たちの多くは、大きな駐車場に停めた車の場所を忘れた経験がある。しかし、駐車中に事故に遭い、自分の車か隣りの車、もしくはその両方が損傷を受けると、固有の「闘争か、恐怖か、逃走か」のメカニズムが始動するため、通常私たちはこうした出来事(と私たちの車の位置)は、確実によく覚えている。

⑧ というわけで、実は、記憶は出来事を覚えておこうとする意図に依存しているのではない。さらに、過去の出来事は、その出来事に対する記憶の十分な証拠を提示するには、(先に講義に出席した学生の例で考察したように)私たちの思考、感情、行動に影響を与えさえすればよいのだ。記憶はまた、[D]過去の出来事を検索したり利用したりする意図に関係なく、一定の役割を果たす。過去の出来事の影響の多くは意図されることなく、予想外に「頭に浮かぶ」かも知れない。過去数十年間の研究者による研究が示すように、情報の検索は我々の意図に反するかも知れない。この問題は、トラウマ的記憶の検索といった現象を背景に、最近大いに話題になっている。

4

〔解答〕
問47 2　問48 1　問49 4　問50 3
〔出題者が求めたポイント〕
問47〜問50　全訳参照。
〔全訳〕
「オタク」という言葉が使われるようになったのは1980年代だ。[A]その意味するところは時代によって微妙に異なるが、当初は、以下のようなややネガティブな意味を持っていた。すなわち、「人とのコミュニケーションが苦手で、他人のことを考慮せずにできる趣味に没頭する人」という意味だった。[B]現在でもその負の側面は残っているが、意味する範囲は広がっており、「鉄道オタク」や「フィットネスオタク」など、「変わり者」とか「熱心な人」の同義語として気軽に使われている。

狭い意味で「オタク」とは、アニメ、テレビゲーム、アイドル、美少女漫画、自作コンピュータなどに熱中している人のことだ。海外では、「オタク」は日本の大衆文化全般に興味のある人を指す。それゆえ、[C]この言葉の理解には極めて大きな違いがある。

しかし、海外でもオタクにはさまざまなタイプがある。[D]ある者は全くの熱狂的愛好家で、ブックフェアやテレビゲーム大会で好きな漫画のキャラクターに扮装する。またある者は日本語で漫画が読みたくて日本語の勉強をし始める。他にもさまざまなタイプがあるが、いずれにせよ、彼らは日本文化の一側面の熱烈なファンなのだ。

化　学

解答　　3年度

1

〔解答〕

問1(6)　　問2(7)　　問3(9)　　問4(4)　　問5(7)

問6(5)　　問7(1)　　問8(6)　　問9(3)

〔出題者が求めたポイント〕

質量パーセント濃度とモル濃度の変換，中和熱，pH，電子配置，冷却曲線，貴ガス(希ガス)の性質，電池，実在気体と理想気体，化学平衡，熱化学方程式

〔解答のプロセス〕

問1　水溶液 1 L (= 1000 cm³) あたりの質量は，

$$1000 \times 1.5\,\mathrm{g/cm^3} = 1500\,\mathrm{g}$$

この中に含まれる NaOH の質量は，

$$1500 \times \frac{48}{100} = 720\,\mathrm{g}$$

NaOH のモル質量は 40 g/mol なので，物質量は，

$$\frac{720}{40} = 18\,\mathrm{mol}$$

よって，求めるモル濃度は，

$$\frac{18}{1} = 18\,\mathrm{mol/L}$$

問2　H_2O が 1 mol 生成するとき 56 kJ の発熱がある。1.12 kJ の発熱で発生する H_2O の物質量は，

$$\frac{1.12}{56} = 0.020\,\mathrm{mol}$$

反応開始前に NaOH は 0.040 mol 存在しているので，NaOH，HCl は 0.020 mol ずつ反応したことになり，反応後 NaOH は 0.020 mol 残っている。以上より，

$$[\mathrm{OH^-}] = 1 \times \frac{0.020}{(1.0+1.0)} \times 1 = 1.0 \times 10^{-2}\,\mathrm{mol/L}$$

$$\mathrm{pOH} = 2$$

25℃の場合，pH + pOH = 14 より，pH = 12

問3　A は N，B は F，C は Ne である。

(b)(誤)N_2 の電子式は次のように 3 組の共有電子対と 2 組の非共有電子対からなる。

:N∷N:

(d)(正)C は Ne で貴ガス(希ガス)であるため，価電子の数は 0 となり，最も少ない。

問4　冷却曲線のそれぞれの領域の説明は次のとおり。

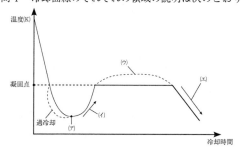

(ア)凝固が始まる。

(イ)凝固熱によって，凝固点まで温度が上昇する。

(ウ)凝固熱と冷却のスピードが等しく，温度が一定に保たれる。また，この状態は，固体と液体が共存している状態である。

(エ)すべて固体で存在する。つまり，凝固熱が発生しなくなるため，温度が低下する。

(a)(誤)X ⟶ A (C)

(d)(誤)固体のみ ⟶ 固体と液体が共存している状態

問5　(d)(誤)β 線 ⟶ α 線　　β 線は原子核から飛び出す，電子のことをいう。

問6　(a)(誤)電子は負極から正極へ向かって移動する。つまり，負極は電子を放出するので酸化反応，正極は電子を受け取るので還元反応である。

(c)(誤)マンガン乾電池やアルカリマンガン乾電池などは，放電し続けると起電力が低下し，回復することができないので，一次電池である。鉛蓄電池やリチウムイオン電池のように，放電時とは逆向きに外部から電流を流すと起電力を回復させる電池を二次電池(蓄電池)という。

問7　(a)(正)すべての温度，圧力で状態方程式が成り立つと仮定した気体を理想気体という。理想気体は，分子自身の大きさ(体積)がなく，分子間力がはたらかないと考えた仮想的な気体である。

(b)(誤)高温・高圧 ⟶ 高温・低圧

気体の圧力を低くすると，気体の体積が大きくなり，分子間の距離も大きくなるので，分子間力が弱くなり，分子自身の体積が無視できるため理想気体に近づく。

(c)(誤)気体の状態方程式に代入する。

$$1.0 \times 10^7 \times V = 1.0 \times 8.3 \times 10^3 \times 273$$

$$V = 0.23\,\mathrm{L}$$

問8　酢酸の物質量は，0.50 mol，エタノールの物質量は，0.50 mol，水の物質量は，2 mol である。平衡状態に達するまでに反応する酢酸の物質量を x [mol] とすると，次のようになる。

$$\mathrm{CH_3COOH + C_2H_5OH \rightleftharpoons CH_3COOC_2H_5 + H_2O}$$

	$\mathrm{CH_3COOH}$	$\mathrm{C_2H_5OH}$	$\mathrm{CH_3COOC_2H_5}$	$\mathrm{H_2O}$
はじめ	0.50	0.50	0	2
変化量	$-x$	$-x$	$+x$	$+x$
平衡時	$0.50-x$	$0.50-x$	x	$2+x$

容器の容積を v [L] とすると，

$$[\mathrm{CH_3COOH}] = \frac{0.50-x}{v},\quad [\mathrm{C_2H_5OH}] = \frac{0.50-x}{v},$$

$$[\mathrm{CH_3COOC_2H_5}] = \frac{x}{v},\quad [\mathrm{H_2O}] = \frac{2+x}{v}$$

平衡定数の式に代入して

$$K = \frac{[\mathrm{CH_3COOC_2H_5}][\mathrm{H_2O}]}{[\mathrm{CH_3COOH}][\mathrm{C_2H_5OH}]}$$

$$= \frac{\dfrac{x}{v} \times \dfrac{2+x}{v}}{\dfrac{0.50-x}{v} \times \dfrac{0.50-x}{v}} = 9.0$$

$x < 0.50$　より，$x = 0.25$

よって，酢酸エチルの生成量は，$88 \times 0.25 = 22\,g$

問9

$$C(黒鉛) + O_2(気) = CO_2(気) + 394\,kJ \quad \cdots①$$
$$2CO(気) + O_2(気) = 2CO_2(気) + 566\,kJ \quad \cdots②$$
$$2H_2(気) + O_2(気) = 2H_2O(気) + 484\,kJ \quad \cdots③$$
$$H_2O(液) = H_2O(気) - 44\,kJ \quad \cdots④$$
$$C(黒鉛) + 2H_2(気) = CH_4(気) + 75\,kJ \quad \cdots⑤$$

④×2＋③　より

$$2H_2(気) + O_2(気) = 2H_2O(液) + 572\,kJ \quad \cdots⑥$$

(a)(正)①−(②÷2)より CO の生成熱は $111\,kJ/mol$ となる。

(b)(誤)−⑤＋①＋⑥より CH_4 の燃焼熱は $891\,kJ/mol$ となる。

(c)(誤) $2\,mol$ の水を蒸発させるのに $88\,kJ$ の熱量が必要である。

(d)(正)①の熱化学方程式は C(黒鉛)の燃焼熱と CO_2 の生成熱をあらわす。

2

〔解答〕

問10(8)　　問11(7)　　問12(1)　　問13(9)

〔出題者が求めたポイント〕

Ca の化合物，化学反応式の量的関係

〔解答のプロセス〕

問10　(a)(正)$Ca(OH)_2 + CO_2 \longrightarrow CaCO_3 + H_2O$

(b)(正)$CaCO_3$ は，石灰岩，大理石，貝殻などの主成分として，天然に広く存在する。

(c)(誤)酸化カルシウム(生石灰)に水を加えると，発熱しながら反応し，水酸化カルシウム(消石灰)になる。

$$CaO + H_2O \longrightarrow Ca(OH)_2$$

(d)(正)$CaCl_2$ は水によく溶け，吸湿性，潮解性が強い。無水物は乾燥剤や融雪剤などに用いられる。

問11　空気の平均分子量は，$28 \times \dfrac{4}{5} + 32 \times \dfrac{1}{5} = 28.8$

よって，CO_2 の分子量 44 よりも小さい。

問12

この反応は次のようにあらわされる。

$$CaCO_3 + 2HCl \longrightarrow CaCl_2 + CO_2 + H_2O$$

(a)(正)傾きは $\dfrac{y\text{の増加量}}{x\text{の増加量}}$ で求まる。x 軸が $CaCO_3$ の質量，y 軸が CO_2 の質量なので，正しい。

(b)(誤)原点からA点までは塩酸が過剰にあり，$CaCO_3$ の質量で発生する CO_2 は決まる。よって，未反応の HCl は関係ない。

(c)(d)(誤)HCl がすべて反応する点がA である。この時の $CaCO_3$ の物質量は，$0.020\,mol$ なので，ビーカー内には $0.040\,mol$ の HCl が含まれている。同一濃度で

体積を2倍にすると，ビーカー内に HCl は $0.080\,mol$ 含まれることになるので，A 以降が x 軸に平行にならず，$CaCO_3$ が $4.0\,g$ の点まで同じ傾きで直線が続くことになる。

問13　問12(c)(d)の解説より，ビーカー内の HCl の物質量は $0.040\,mol$ である。体積は $50\,mL$ なので，求めるモル濃度は，

$$\frac{0.040}{\dfrac{50}{1000}} = 0.80\,mol/L$$

3

〔解答〕

問14(6)　　問15(1)　　問16(3)　　問17(1)　　問18(6)

〔出題者が求めたポイント〕

アルコールとエーテル，アルコールの酸化，銀鏡反応，ヨードホルム反応

〔解答のプロセス〕

問14　$1\,mol$ の $C_xH_yO_z$ を完全燃焼させたときの化学反応式は，

$$C_xH_yO_z + \left(x + \frac{y}{4} - \frac{z}{2}\right)O_2 \longrightarrow xCO_2 + \frac{y}{2}H_2O$$

$3\,mol$ の CO_2 と $4\,mol$ の H_2O が生成しているので，$x=3$，$y=8$

$z=1$ の場合，分子量は 60

$z=2$ の場合，分子量が 76 となり，75 以下に矛盾する。

よって，化合物 A の分子式は，C_3H_8O

問15　化合物 A，B は金属 Na と反応するのでアルコールで，一方，金属 Na と反応しない化合物 C はエーテルである。なお，化学反応式は次のようになる。

$$2R\text{-}OH + 2Na \longrightarrow 2R\text{-}ONa + H_2$$

よって，化合物 A と気体 X(水素)は 2：1 で反応する。

問16　(a)(正)C はエーテルであるので，水素結合をもつ化合物 A，B より沸点は低い。

(b)(誤)C_3H_8O のアルコール(化合物 A，化合物 B)は次の2通りが存在する。それぞれを $160 \sim 170℃$ で脱水すると次の化合物が生成する。

どちらの化合物からも同一のアルケンが生成して，このアルケンはシス−トランス異性体は存在しない。

(c)(誤)化合物 A を酸化すると酸性化合物が得られるので第一級アルコール，化合物 B を酸化すると中性化合物が得られるので，それぞれの化合物は次の通り。

左段：

$$H-\overset{\overset{\text{H}}{|}}{\underset{\underset{\text{H}}{|}}{C}}-\overset{\overset{\text{H}}{|}}{\underset{\underset{\text{OH}}{|}}{C}}-\overset{\overset{\text{H}}{|}}{\underset{\underset{\text{H}}{|}}{C}}-H \xrightarrow{\text{酸化}} H-\overset{\overset{\text{H}}{|}}{\underset{\underset{\text{H}}{|}}{C}}-\overset{\overset{\text{H}}{|}}{\underset{\underset{\text{O}}{|}}{C}}-\overset{\overset{\text{H}}{|}}{\underset{\underset{\text{H}}{|}}{C}}-H \xrightarrow{\text{酸化}} H-\overset{\overset{\text{H}}{|}}{\underset{\underset{\text{H}}{|}}{C}}-\overset{\overset{\text{H}}{|}}{\underset{\underset{\text{O}}{|}}{C}}-\overset{\overset{\text{H}}{|}}{\underset{\underset{\text{O}}{|}}{C}}-OH$$

化合物 A　　　　化合物 D　　　　化合物 E

$$H-\overset{\overset{\text{H}}{|}}{\underset{\underset{\text{H}}{|}}{C}}-\overset{\overset{\text{H}}{|}}{\underset{\underset{\text{OH}}{|}}{C}}-\overset{\overset{\text{H}}{|}}{\underset{\underset{\text{H}}{|}}{C}}-H \xrightarrow{\text{酸化}} H-\overset{\overset{\text{H}}{|}}{\underset{\underset{\text{H}}{|}}{C}}-\overset{\overset{\text{H}}{|}}{\underset{\underset{\text{O}}{|}}{C}}-\overset{\overset{\text{H}}{|}}{\underset{\underset{\text{H}}{|}}{C}}-H$$

化合物 B　　　　　化合物 F

化合物 B には不斉炭素原子は存在しない。

(d)(正)化合物 C は次の構造式である。

$$H-\overset{\overset{\text{H}}{|}}{\underset{\underset{\text{H}}{|}}{C}}-\overset{\overset{\text{H}}{|}}{\underset{\underset{\text{H}}{|}}{C}}-O-\overset{\overset{\text{H}}{|}}{\underset{\underset{\text{H}}{|}}{C}}-H$$

問17　銀鏡反応を示すのはアルデヒドであるので，化合物 D のみが該当する。

問18　ヨードホルム反応が起こる化合物は次の構造をもつ化合物である。

$$H-\overset{\overset{\text{O}}{\|}}{\underset{\underset{\text{H}}{|}}{C}}-C-R \qquad H-\overset{\overset{\text{H}}{|}}{\underset{\underset{\text{H}}{|}}{C}}-\overset{\overset{\text{OH}}{|}}{C}-R$$

R：アルキル基 or H

よって，化合物 B，F がヨードホルム反応を示す。

4

〔解答〕

問19 (5)　　問20 (2)　　問21 (7)　　問22 (9)

〔出題者が求めたポイント〕

けん化，有機化合物の構造分析，クメン法，サリチル酸の反応

〔解答のプロセス〕

3. より化合物 B はクメン法で製造される物質なのでフェノールである。

ベンゼン $\xrightarrow{\text{CH}_2=\text{CHCH}_3}$ クメン（イソプロピルベンゼン）$\xrightarrow{\text{O}_2}$ クメンヒドロペルオキシド

$\xrightarrow{\text{分解}}$ フェノール 化合物 B ＋ アセトン

4. より化合物 D はサリチル酸である。

ONa $\xrightarrow[\text{高温・高圧}]{\text{CO}_2}$ OH/COONa

$\xrightarrow{\text{希硫酸}}$ OH/COOH　サリチル酸 化合物 D

右段：

5. より化合物 E はアセチルサリチル酸である。

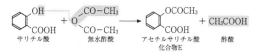

サリチル酸　＋　無水酢酸　→　アセチルサリチル酸 化合物E　＋　CH₃COOH 酢酸

2. より化合物 A をけん化（加水分解）するとフェノールと化合物 C（カルボン酸）が得られるので，化合物 C の分子式は，

$$C_{13}H_{10}O_2 + H_2O - C_6H_6O = C_7H_6O_2$$

化合物 C の不飽和度 $= \dfrac{(2 \times 7 + 2) - 6}{2} = 5$ 化合物 C

はベンゼン環をもつカルボン酸なので，安息香酸と決まる。

問19　$C_{13}H_{10}O_2$ 1 mol から 13 mol の CO_2 が生成する。

$$\frac{99}{198} \times 13 \times 44 = 286\,\text{g}$$

問20　塩化鉄(III)水溶液によって青～赤紫色に呈するのは，フェノール性のヒドロキシ基をもつ化合物なので，化合物 B と D が適する。

問22　(a)(正)塩の状態になると水層へ移動するので，$NaHCO_3$ を加えても塩にならないものがエーテル層に残ることになる。酸の強さは，「硫酸・塩酸・スルホン酸＞カルボン酸＞炭酸＞フェノール類」なので，炭酸よりも弱い酸であるフェノール類が塩にならずエーテル層に残る。

(b)(誤)化合物 E はエステル結合をもつ。

(c)(正)フェーリング液の還元反応を示すものはアルデヒド基（ホルミル基）をもつ化合物である。B～E にアルデヒド基をもつ化合物は存在しない。

(d)(正)アセチルサリチル酸は解熱鎮痛剤として用いられる。

令和2年度

問 題 と 解 答

英 語

問題
(60分)

2年度

問１〜問５０の解答を，指定された解答欄にマークせよ。

【 １ 】次の英文を読んで，**問１〜問１９**に答えよ。番号①〜⑧はパラグラフを示す。

(３８点)

① What is pain? It is all too easy to assume that everybody already knows the answer to this question. We've all *stubbed a toe, put a ⎡thumb⎤ between hammer and nail, or had a headache. Countless millions ( ) (ア) ( ) ( ) (イ) ( ) ( ) ( ). Millions of others know about cancer pain and the pain (ウ) by treating it. *Intuitively, pain would seem to be implicitly understood but resistant to attempts at description. It may *suffice for many to simply acknowledge that pain *is*, and leave it at that.

(*注　stub a toe：つま先をぶつける　　intuitively：直観的に言えば　　suffice … :
～で十分である)

② For many others, however, and ⎡not least⎤ for the medical community, pain remains *enigmatic, mysterious, and frustrating. The International Association for the Study of Pain (IASP) is a non-profit society founded in 1973 by John Bonica (1917-94). Bonica pioneered research into pain management in the United States after an early career as a professional wrestler that caused his own lifelong ⎡chronic⎤ pain conditions. The IASP was to promote pain research in the field of medicine, broadly defined. Its current 'official' definition of pain, and the guiding principle for publications in its journal, *Pain*, is as follows: 'Pain is an unpleasant *sensory and emotional experience associated with actual or potential tissue damage or described in terms of such damage'. For a whole variety of reasons, this definition ( ) ( ) (エ) ( ) to ( ) (オ), and ( ) ( ).

(*注　enigmatic：不可解な　　sensory：感覚上の)

③ Pain is unpredictable and resistant to standards of measurement and treatment. It gets bundled up with confusing social and cultural factors. For those with injuries of various severities, it often appears when it technically shouldn't, and fails to appear when one would have assumed it would. Then there are those (カ) suffer with chronic pain, (キ) complaints have been difficult to correlate with any particular injury or *lesion, or even *allusions to such, and for (ク) medication seems to be of no help. Moreover, people complain of pain even where there is no injury. Feelings *hurt*. Hearts *break*. Do such phrases hint at a deeper understanding of how pain works and what pain means? A *multidisciplinary account of pain shows that attempts to fix a definition *belie the fluid nature of pain itself.

(*注 lesion：傷害   allusions：ほのめかし   multidisciplinary：多くの専門分野からなる   belie ...：～に反する)

④ Pain has become one of the most challenging medical mysteries of modern times, in terms of how it works (pain mechanisms), how to treat it (pain management), and what it means (pain experience). Enormous strides have been taken in recent decades [_____A_____]. Contemporary pain specialists *aver a 'biopsychosocial' model of pain, in which the body and mind are bound up with social factors that add up to our collective pain experiences. No account of pain that eliminates any one or more of these three factors — biological, psychological, social — will afford a satisfactory understanding of painful phenomena.

(*注 aver ...：自信をもって～を主張する)

⑤ Yet for most of the modern medical history of pain, the psychological element was abstracted as an irrational modifier of physical signs. All too commonly, chronic pain sufferers had their 'character' called into question because doctors could not find sufficient physical causes of their distress. And if psychological factors were *underplayed or misunderstood, social and cultural factors were, until quite recently, more or less ignored. [_____B_____] is that, throughout history, and all across the world, most sufferers of pain shared a biopsychosocial understanding of their plight, even if they could not quite articulate it as such.

(*注 underplay：あまり重要ではないかのように扱う)

⑥ There is a massive store of knowledge about pain, much of it historical, which helps situate contemporary medical accounts. To understand pain as it is, one must understand the vast possibilities of pain experience. It cannot be reduced *axiomatically because [_____ C _____]. How we communicate—that is, the labels we give to pain—and how we *conceptualize—that is, the ways in which we *see* pain, especially in others—are (____)(ケ)(____) in (____)(コ)(____)(____).

(*注　axiomatically：公理のように　　conceptualize：概念化する)

⑦ Both the history of pain and current medical investigations of pain have had to tackle [_____ D _____]. What is it to see pain? What does sympathy or *empathy with pain depend on? Is empathetic pain, in fact, really the same as first-hand pain? These questions are *part and parcel of contemporary approaches to pain that seek continually to *entangle the physical and the emotional, the body and the mind, and the brain and the world.

(*注　empathy：共感　　part and parcel：本質的な部分　　entangle：絡ませる)

⑧ This *holistic focus keeps us grounded in worlds of pain, where expression is as important as, and sometimes a complicating factor to, both experience and a science of sensitivity. It is necessary to look at pain, not only to see what it is in a positive, physiological sense, [_____ E _____]. To see pain, suffering, *anguish, grief is, most of the time, to understand it and to enter into it.

(*注　holistic：全人的療法の　　anguish：苦悩)

問1：　以下の各語の下線部の発音の中で, 第①パラグラフ中の [thumb] の下線部の発音と同じ発音のものを1つ選べ。

　　1.　c<u>o</u>mb　　2. c<u>o</u>st　　3. c<u>ou</u>nt　　4.　c<u>ou</u>ntry

マーク式解答欄　　1

問2～問3：第①パラグラフ中の下線部 Countless millions（　　　）（　ア　）（　　　）（　　　）（　イ　）（　　　）（　　　）（　　　）が次の日本文に相当する英文になるように，それぞれの（　　　）内に最も適切な語を下から選んで入れるとき，（　ア　）～（　イ　）に入れるべき語を次から選べ。各語は1回ずつ使用のこと。

「数えきれないほど多くの人々が，背中の痛みがどういうものかを知っている」

1. back　　　2. have　　3. is　　　4. it　　5. know
6. pain　　　7. to　　　8. what

問2：（　ア　）に入れるべき語はどれか。　　　マーク式解答欄　2
問3：（　イ　）に入れるべき語はどれか。　　　マーク式解答欄　3

問4：第①パラグラフ中の（　ウ　）に入れるべき最も適切な語句を次から選べ。

1. be caused
2. caused
3. causing
4. to cause

マーク式解答欄　4

問5：第②パラグラフ中の　not least　の最も適切な意味を次から選べ。

1. especially
2. for the time being
3. from time to time
4. not at all

マーク式解答欄　5

問6 ： 第②パラグラフ中の chronic の反意語を次から1つ選べ。

1. acute　　2. constant　　3. emotional　　4. terrible

マーク式解答欄　6

問7〜問8：第②パラグラフ中の下線部 this definition (　　)(　　)(エ)(　　) to (　　)(オ), and (　　)(　　) が次の日本文に相当する英文になるように，それぞれの (　　) 内に最も適切な語を下から選んで入れるとき，(エ)〜(オ) に入れるべき語を次から選べ。各語は1回ずつ使用のこと。

「この定義は不十分で誤解を招くものですらあると，多くの人に思われている」

1. be　　　　2. by　　　　3. even　　　4. inadequate
5. is　　　　6. many　　　7. misleading　8. thought

　問7：　(エ) に入れるべき語はどれか。　マーク式解答欄　7
　問8：　(オ) に入れるべき語はどれか。　マーク式解答欄　8

問9〜問11：第③パラグラフ中の下線部 (カ)(キ)(ク) にいれるべき最も適切な語はどれか。以下から選べ。各語は1回ずつ使用のこと。

1. who　　2. whom　　3. whose

　問9：(カ) に入れるべき語はどれか。　マーク式解答欄　9
　問10：(キ) に入れるべき語はどれか。　マーク式解答欄　10
　問11：(ク) に入れるべき語はどれか。　マーク式解答欄　11

問12～16：本文中の[　　A　　]～[　　E　　]に入れるべき最も適切な表現を次から選べ。各表現は1回ずつ使用せよ。ただし，文頭に来る語もすべて小文字にしている。

1. but also in order to reflect on what we commonly know about it
2. concerning our understanding of both physical and emotional pain
3. it is always contextually situated
4. the question of how we conceive, understand, and experience the pain of others
5. what makes this surprising

問12：[　　A　　]に入れるべき表現はどれか。　　マーク式解答欄　12

問13：[　　B　　]に入れるべき表現はどれか。　　マーク式解答欄　13

問14：[　　C　　]に入れるべき表現はどれか。　　マーク式解答欄　14

問15：[　　D　　]に入れるべき表現はどれか。　　マーク式解答欄　15

問16：[　　E　　]に入れるべき表現はどれか。　　マーク式解答欄　16

問17～問18：第⑥パラグラフ中の下線部（　　　）（　ケ　）（　　　）in（　　　）（　コ　）（　　　）（　　　）が次の日本文に相当するように，それぞれの（　　　）に最も適切な語（句）を下から選んで入れるとき，（　ケ　）～（　コ　）に入れるべき語（句）を次から選べ。各語（句）は1回ずつ使用のこと。

「痛みがどのように経験されるかにとって非常に重要である」

1. essential　　2. experienced　　3. is　　4. to

5. pain　　6. the ways　　7. which

問17：（　ケ　）に入れるべき語（句）はどれか。　　マーク式解答欄　17

問18：（　コ　）に入れるべき語（句）はどれか。　　マーク式解答欄　18

問19：本文の内容と一致している最も適切な文の組み合わせを次から選べ。

ア　さまざまな程度の傷害を持った人々の痛みは，規則的に表れる。

イ　痛みは現代における最も難しい医学的謎の1つとなっている。

ウ　痛みの心理学的要素に関しては，現代医学の歴史の中でも正しく考慮されてきた。

エ　IASP の創始者であるジョン・ボニカは元プロのサッカー選手で，足の痛みに悩まされていた。

オ　痛みという現象を満足のいく形で理解するためには，生物学的，心理学的，社会的要因の理解が必要である。

カ　痛みの一般に通用している「公式の」定義では，身体的ダメージよりは社会的ダメージのほうが強調されている。

1. アイ　　2. アウ　　3. アカ　　4. イウ　　5. イオ　　6. イカ

7. ウオ　　8. エオ　　9. オカ

マーク式解答欄　19

（出典：Rob Boddice, *Pain* ）

【 2 】次の英文はインタビュー記事の一部である。これを読んで，**問２０〜問２８**に答えよ。　　　　　　　　　　　　　　　　　　　　　　　　　　（１８点）

Fareed Zakaria: In 2000, India had just 20 million Internet users. Last year, it had 462 million Internet users and climbing. By 2025, the *pool of Indian Internet users is projected to grow to more than 850 million. [　　　A　　　]

　Well, most of these users are coming to the Internet via smartphones, which are extremely cheap in India, as is data. How could this phenomenon change the country and the world? Here to tell us is Ravi Agrawal, a former "GPS" senior producer who is now the managing editor of *Foreign Policy* and the author of the new book *India Connected*.

　So, Ravi, first, the *breadth of the scale of this shift is extraordinary. I mean some of those…the statistics I've seen said two years ago India was 150th in…in cellular *bandwidth consumption in the world; now it's number one, higher than China, higher than the United States. Why is that?

(*注　pool：集団　　breadth：幅の広さ　　bandwidth consumption：（一定時間内に送受信される）通信量)

Ravi Agrawal: Well, it's all because of the smartphone. And so, if you look at India, say, 10, 15 years ago, the only way to get online would be to have a *PC and a *landline, which is how Americans were getting online in those days. But only 2 percent of Indians had PCs in the year 1999. So if you look at that *trajectory, Indians were never going to get online in a mass way if it was only for computers or *wireless.

　But the (　1　) that we've seen in America is a revolution in India. And that's because of cheap smartphones that are reaching hundreds of millions of people. That's getting them online. [　　　B　　　] This is their first camera, their first alarm clock, their first video device—all of that in one device, and that's why it is as powerful as it is.

(*注　PC = personal computer　　landline：固定電話回線　　trajectory：軌跡　wireless：無線通信)

Zakaria: A lot of things the smartphone will do will allow India to *leapfrog over old models, Western models, American models, right? So, for example, Indians will essentially skip the *laptop and go directly to the phone as the computer, as the *portal to the Internet.

(*注　leapfrog over … : 〜を飛び越す　　laptop : ノートパソコン　　portal : 入り口)

Agrawal: (　2　). And so, Indians weren't really using credit cards, for example. Now, they don't need to, because so many of them are taking their business and their shopping online.

　India's still a very poor country. It is still mostly rural. It is still a place that has 300 million *illiterate people, who can now speak to their phone, and the phone can speak back to them. [　　C　　] These are all things that are revolutionary and only happening because of a smartphone revolution.

(*注　illiterate : 読み書きのできない)

Zakaria: There's one other element to India that is (3)<u>kind of</u> unusual, which is that the government has created really the first *biometric ID system. So every Indian has a biometric ID, this random, computer-generated series of *digits. And what it means is, a banker in India was telling me, the online-banking system in India is faster than anywhere else in the world. [　　D　　]

(*注　biometric ID system : 生体認証 ID システム　　digits : 数字)

Agrawal: Yeah. This digital ID system, the biometric system—it is often connected to bank accounts and it allows people to have a form of (　4　) that they didn't have before that essentially says, "I am me." And it allows it to then connect to various other services in a way that is…is really remarkable.

問２０～問２３：本文中の ［　　　Ａ　　　］～［　　　Ｄ　　　］に入れるべき最も適切な表現を次から選べ。各表現は１回ずつ使用せよ。

    1. And it's more than just a phone.

    2. He can set up an account in three minutes flat in India.

    3. They can watch videos.

    4. Why is this happening?

問２０：［　　　Ａ　　　］に入れるべき語はどれか。　　　マーク式解答欄　２０

問２１：［　　　Ｂ　　　］に入れるべき語はどれか。　　　マーク式解答欄　２１

問２２：［　　　Ｃ　　　］に入れるべき語はどれか。　　　マーク式解答欄　２２

問２３：［　　　Ｄ　　　］に入れるべき語はどれか。　　　マーク式解答欄　２３

問２４：本文中の（　１　）に入れるべき最も適切な語を次から選べ。

    1. evolution　　　　2. inconvenience　　　　3. recession　　　　4. satisfaction

マーク式解答欄　２４

問２５：本文中の（　２　）に当てはまらない語を次から１語選べ。

    1. Absolutely　　　　2. Exactly　　　　3. No　　　　4. Yes

マーク式解答欄　２５

問26：下線部(3)<u>kind of</u> の意味として最も適切なものを次から選べ。

1. completely   2. hardly   3. never   4. somewhat

マーク式解答欄　２６

問27：本文中の（　４　）に入れるべき最も適切な語を次から選べ。

1. conference   2. electricity   3. identification   4. money

マーク式解答欄　２７

問28：本文の内容と一致しているものを次から１つ選べ。

1. インドでは，昔から多くの人がクレジット・カードを使っている。
2. インドの場合，スマホで使用されているのは電話機能のみである。
3. インドでインターネット利用が爆発的に伸びたのは，スマホが普及したからである。
4. 現在，携帯電話の通信量は，世界で中国が最も多い。
5. 10〜15年前のインドでは，アメリカと違って，PCからでないとインターネットを利用できなかった。

マーク式解答欄　２８

（出典："India's Internet Explosion." *English Express* Apr. 2019.）

【 3 】　次の英文を読んで，**問29〜問44**に答えよ。番号①〜⑫はパラグラフを
示す。　　　　　　　　　　　　　　　　　　　　　　　　　　　　　（32点）

① It didn't start out as an Olympic dream. Back in elementary school, we were a
pair of *overweight, *uncoordinated twins. When teams were chosen, it didn't
(　A　) if the game was baseball or dodge ball, we were always last to be picked.
　(*注　overweight：太り過ぎの　　　uncoordinated：動作がぎこちない)

② It was so bad, our gym teacher said to us one day, "Penny and Vicky, you have
been chosen, along with four other kids, to miss music class and go to *remedial
gym." This was because (　1　) of us could catch or throw a ball. We were totally
*mortified.
　(*注　remedial：補習の　　　mortified：屈辱を感じる)

③ Although this *humiliation *whittled away at our *self-esteem, we continued to
try other sports and activities outside of school. At age eight we discovered
synchronized swimming. It was as if the sport (　2　) chosen us; we found we had
a natural talent for it, and we loved it. It was an ideal sport for *identical twins: The
goal was to swim like mirror images with perfect synchronization. We had an
advantage since we were as strong as each other, had identical arm and leg angles
and the same sense of timing. We looked so identical that in one photograph even
we couldn't tell who was who. At one competition, a little girl said, "(　B　),
Mommy, they're wearing the same face!"
　(*注　humiliation：屈辱　　　whittle away at …：〜を少しずつ減らす
　self-esteem：自尊心　　　identical twins：一卵性双生児)

④ As youngsters, we were inspired to follow in the footsteps of our role models, the
National Duet champions—also twins. We passionately loved working with other
swimmers and our coaches and we worked incredibly hard. As twins, we were on
the same wavelength; we had shared values and implicit trust.

⑤ At our first Nationals, we placed 24th out of 28 competitors. There we saw how great the best swimmers were, so we set our sights higher and worked toward one common goal. We rose to 6th place the following year, and then to National Junior Champions the next. Subsequent victories (3) us to travel all over the world, and our dream to participate in the Olympics was born.

⑥ We achieved many of our goals, becoming seven-time Canadian Synchronized Swimming Duet champions, world champions in team, and the first duet in the world to ever receive a perfect mark of "10".

⑦ But (4) our great disappointment, the 1980 Olympic Games *eluded us when they were boycotted by many countries, including Canada. And then in 1984, we didn't make the team. After fourteen years of training and striving, we had to (C) that our Olympic dream would remain out of reach. We retired from swimming to finish our degrees at McGill University.

　(*注　elude：すり抜ける)

⑧ Then one day five years later, while watching a synchro competition, we both experienced an unexpected sensation. Penny leaned over and whispered: "What if we tried one more time? What do you think about *shooting for '92?" My eyes opened wide as one eyebrow lifted slightly. We suddenly realized our Olympic dream was still alive, and we could no (5) ignore it. On April Fool's Day 1990, we decided to make an unprecedented comeback and shoot for the 1992 Olympics. We were afraid to announce our plans in case we didn't ｜make it｜, but in the end, we were more afraid of not trying and having to live with the thought of *What if?*

　(*注　shoot for ... ：～を目指す)

⑨ Everyone said it would be impossible, but our intense desire provided the energy we needed to *persevere. We had only two years to get back in shape, only two years to become among the best in the world. (　　) (ア) (　　) ever (　　) (　　) after (イ) (　　), especially not at the age of twenty-seven!

　(*注　persevere：根気よくやり直す)

⑩ We weren't eligible for any funding, so we both maintained full-time jobs and trained five hours every day after work. We still had to support ourselves and fund all our travel to international competitions. For two full years we maintained that *grueling schedule without ever knowing whether we'd make it.

(*注 grueling：厳しい)

⑪ Thankfully, we had four dedicated coaches who poured their souls into helping us achieve our dream. Though pushed to our physical limits during training (we had to make up for the five years off), we still loved it. Sometimes we laughed so hard with our head coach, Julie, we ran out of air and ended up sinking to the bottom of the pool. Julie helped us to (D) believing in ourselves.

⑫ When the day of the Olympic trials finally came, we were confident but nervous. We could hardly (E) as we waited after the finals to hear our marks. When they were announced, we jumped up and down, hugging each other: We had won (6) 0.04!

問２９〜問３３：本文中の(A)〜(E)に入れるべき最も適切な語を次から選べ。各語は１回ずつ使用せよ。ただし，文頭に来る語もすべて小文字にしている。

　1．accept　　2．breathe　　3．continue　　4．look　　5．matter

　　問２９：(A)に入れるべき語はどれか。　　マーク式解答欄　２９
　　問３０：(B)に入れるべき語はどれか。　　マーク式解答欄　３０
　　問３１：(C)に入れるべき語はどれか。　　マーク式解答欄　３１
　　問３２：(D)に入れるべき語はどれか。　　マーク式解答欄　３２
　　問３３：(E)に入れるべき語はどれか。　　マーク式解答欄　３３

問３４～問３９：本文中の（　１　）～（　６　）を含んだ表現が，それぞれ次の日本文に相当するように，それぞれの（　　）内に最も適切な語を下から選べ。

問３４ : （　１　）of us could catch or throw a ball

「私達のどちらもボールを受けたり投げたりできなかった」

   1.　both　　　　2. either　　　3. neither　　　4. no

マーク式解答欄　３４

問３５ : It was as if the sport（　２　）chosen us

「それはまるでそのスポーツが私達を選んだかのようだった」

   1.　did　　　2. had　　　3. were　　　4. would

マーク式解答欄　３５

問３６ : Subsequent victories（　３　）us to travel all over the world

「その後の勝利のおかげで私達は世界中を遠征することができた」

   1.　allowed　　　　2. could　　　3. made　　　4. thanked

マーク式解答欄　３６

問３７ : But（　４　）our great disappointment,

「しかし，私達がとてもがっかりしたことには,」

   1. also　　　2. for　　　3. on　　　4. to

マーク式解答欄　３７

問３８ : <u>we could no (　5　) ignore it</u>

「私達はもはやそれを無視できなくなっていた」

1. later　　　　2. longer　　　　3. shorter　　　　4. sooner

マーク式解答欄　３８

問３９ : <u>We had won (　6　) 0.04!</u>

「私達は 0.04 の点差で勝ったのだった！」

1. by　　　　2. in　　　　3. to　　　　4. with

マーク式解答欄　３９

問４０ : 第⑧パラグラフ中の make it の意味として最も適切なものを次から選べ。

1. dedicate　　2. get money　　3. make a journey　　4. succeed

マーク式解答欄　４０

問４１～問４２ : 第⑨パラグラフ中の下線部<u>(　　　)(　ア　)(　　　) ever (　　　)</u> <u>(　　　) after (　イ　)(　　　)</u>, が次の日本文に相当する英文になるように，それぞれの(　　　)内に最も適切な語（句）を下から選んで入れるとき，(　ア　)～(　イ　)に入れるべき語（句）を次から選べ。各語（句）は１回ずつ使用のこと。文頭に来る語（句）も小文字で始めている。

「水泳選手の中で，５年間休んだ後に復帰した人はそれまで一人もいなかった」

1. absence　　　　2. back　　　　3. come　　　　4. a five-year
5. had　　　　6. no　　　　7. swimmer

問４１：（　ア　）に入れるべき語（句）はどれか。　マーク式解答欄　４１

問４２：（　イ　）に入れるべき語（句）はどれか。　マーク式解答欄　４２

問４３：パラグラフ①〜⑥の内容と一致しているものを次から１つ選べ。

1. The twins were good at sports when they were elementary school students.
2. The twins' gym teacher recommended synchronized swimming to them.
3. The twins had an advantage since they were physically strong.
4. The National Duet champions whose example the twins followed were also twins.

マーク式解答欄　４３

問４４：パラグラフ⑦〜⑫の内容と一致しているものを次から１つ選べ。

1. The twins boycotted the 1980 Olympic Games for a political reason.
2. The twins decided to restart their practice for the Olympic Games two years before the 1992 Olympics.
3. The twins quit their jobs and concentrated on the training for the Olympics.
4. During the training for the 1992 Olympics, the twins were pushed to their physical limits in order to make up for the two years of absence of training.

マーク式解答欄　４４

（出典：Penny and Vicky Vilagos, "Together, Achieving Our Olympic Dream," *Chicken Soup for the Soul*)

【4】問４５〜問５０：次の英文中の下線部(A)〜(C)が，意味をなす英語になるように，最も適切な語（句）をそれぞれの選択肢から選んですべての（　　　）を埋めるとき，（　ア　）〜（　カ　）に入れるべき語（句）はどれか。各語（句）の番号を答えよ。各語（句）は１回ずつ使用せよ。ただし，文頭に来る語も小文字にしている。（１２点）

The American psychologist Paul Rozin estimates that about a quarter of the world's population eats *chilli peppers, (A)(　　　) (　　　) (　ア　) (　　　) (　　　) (　イ　) (　　　) (　　　). In many countries there are hot chilli eating contests and there is even a world championship. The most challenging chilli pepper of all is the Dorset Naga variety that measures 1.5 million *Scoville Heat Units, the scale in which hot chilli is scored. Rozin studied how we come to like eating such a painful food. He found that in a Mexican village, children aged between two and six years old (B)(　　　) (　ウ　) (　　　) (　　　) (　エ　) (　　　) in their food, though not forced to eat it if they did not like it. By the age of five to eight the initial negative reaction to chilli had reversed and children voluntarily added hot sauce. (C)(　　　) (　　　) (　オ　) (　　　) (　　　) (　カ　) (　　　) (　　　). These could include copying parents, peer pressure, and thrill seeking: eating hot chilli may be *akin to bungee jumping or roller-coaster riding. At the same time hot chilli may *elicit the production of *endogenous opiates to turn the pain into pleasure, and by causing *salivation might make dry food easier to chew.

(*注　chilli peppers：トウガラシ　　　Scoville Heat Units：辛さの単位（SHU）
akin to...：〜と似ている　　　elicit：引き出す　　　endogenous opiates：内因性鎮静物質　　　salivation：唾液の分泌）

問４５〜問４６：

(A) (　　　) (　　　) (　ア　) (　　　) (　　　) (　イ　) (　　　) (　　　).

1. eating　　　　2. hot chilli　　　3. in spite　　　4. is
5. of　　　　　　6. painful　　　　7. that　　　　8. the fact

問４５：（ ア ）に入れるべき語（句）はどれか。 マーク式解答欄　４５

問４６：（ イ ）に入れるべき語（句）はどれか。 マーク式解答欄　４６

問４７～問４８：

(B) (　　　)(ウ)(　　　)(　　　)(エ)(　　　)

   1. amounts   2. given   3. gradually increasing

   4. hot chilli   5. of   6. were

問４７：（ ウ ）に入れるべき語（句）はどれか。 マーク式解答欄　４７

問４８：（ エ ）に入れるべき語（句）はどれか。 マーク式解答欄　４８

問４９～問５０：

(C) (　　　)(　　　)(オ)(　　　)(　　　)(カ)(　　　)(　　　).

   1. a number   2. contribute   3. may   4. of

   5. psychological influences   6. reversal   7. this remarkable   8. to

問４９：（ オ ）に入れるべき語（句）はどれか。 マーク式解答欄　４９

問５０：（ カ ）に入れるべき語（句）はどれか。 マーク式解答欄　５０

(出典：John Krebs. *Food: A Very Short Introduction*.)

『以　上』

化　学

問題

（60分）

2年度

問1～問25の解答を，指定された解答欄にマークせよ。

必要があれば，次の数値を用いよ。

原子量：H = 1.0,　C = 12,　N = 14,　O = 16,　Na = 23,　Al = 27,　S = 32,
　　　　Cd = 112

気体定数：8.3×10^3 Pa·L/(K·mol)

セルシウス温度目盛りのゼロ点　0 ℃：273 K

標準状態：0 ℃，1.013×10^5 Pa

ファラデー定数：9.65×10^4 C/mol

標準状態での理想気体のモル体積：22.4 L/mol

『余　白』

1 次の問い（**問1～問6**）に答えよ。　　　　　（28点）

問1 非共有電子対を持つ分子のみをすべて含む組み合わせはどれか。

マーク式解答欄　1

(a) CH_4
(b) NH_3
(c) $H_2C = CH_2$
(d) CH_3Cl

(1) [(a)]　　　　　(2) [(b)]　　　　　(3) [(c)]
(4) [(d)]　　　　　(5) [(a), (b)]　　　(6) [(a), (c)]
(7) [(a), (d)]　　 (8) [(b), (c)]　　　(9) [(b), (d)]
(10) [(c), (d)]

『余　白』

問2 二酸化炭素，水，エタノールを，各成分元素の単体からつくる反応は，次の熱化学方程式で表される。エタノール（液体）の燃焼熱〔**kJ/mol**〕として，最も近い値はどれか。

マーク式解答欄　**2**

$$C \text{ (黒鉛)} + O_2 \text{ (気)} = CO_2 \text{ (気)} + 394\,kJ$$

$$H_2 \text{ (気)} + \frac{1}{2} O_2 \text{ (気)} = H_2O \text{ (液)} + 286\,kJ$$

$$2C \text{ (黒鉛)} + 3H_2 \text{ (気)} + \frac{1}{2} O_2 \text{ (気)} = C_2H_5OH \text{ (液)} + 278\,kJ$$

(1)	402	(2)	653	(3)	680
(4)	1082	(5)	1090	(6)	1368
(7)	1646	(8)	1924	(9)	1940
(10)	2226				

『余　白』

問3　金属の結晶格子に関する次の記述のうち，正しいもののみをすべて含む組み合わせはどれか。

マーク式解答欄　**3**

(a) 体心立方格子と面心立方格子の配位数（1個の原子に隣接する原子の数）は同じである。

(b) 面心立方格子と六方最密構造の単位格子に含まれる原子の数は等しい。

(c) 面心立方格子と六方最密構造の充填率（単位格子の体積に占める原子の体積の割合）は同じである。

(d) 下図は体心立方格子を表している。

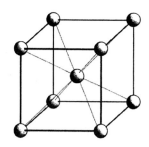

(1)	[(a), (b)]	(2)	[(a), (c)]	(3)	[(a), (d)]
(4)	[(b), (c)]	(5)	[(b), (d)]	(6)	[(c), (d)]
(7)	[(a), (b), (c)]	(8)	[(a), (b), (d)]	(9)	[(a), (c), (d)]
(10)	[(b), (c), (d)]				

『余　白』

問4 硫酸は，工業的には接触法によって下図の工程で製造される。次の記述のうち，正しいもののみをすべて含む組み合わせはどれか。

マーク式解答欄　**4**

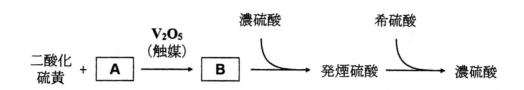

(a) 物質**B**の製造に必要な物質**A**は，酸素である。

(b) 物質**B**には，分子中に酸化数＋4の硫黄原子が含まれる。

(c) 二酸化硫黄 SO_2 や物質**B**は大気汚染物質であり，酸性雨の原因の1つである。

(d) 上図の工程で製造された濃硫酸を用いて希硫酸を調製する場合，濃硫酸に水を少しずつ加えていく。

  (1) ［(a), (b)］   (2) ［(a), (c)］   (3) ［(a), (d)］

  (4) ［(b), (c)］   (5) ［(b), (d)］   (6) ［(c), (d)］

  (7) ［(a), (b), (c)］ (8) ［(a), (b), (d)］ (9) ［(a), (c), (d)］

 (10) ［(b), (c), (d)］

『余　白』

問5　［ア］～［ウ］は，私たちの身のまわりにある無機物質を利用した固体材料についての記述である。それぞれの記述にあてはまる固体材料として正しい組み合わせはどれか。

マーク式解答欄　**5**

［ア］：けい砂（主成分：二酸化ケイ素 SiO_2）を主原料とし，炭酸ナトリウム Na_2CO_3 や炭酸カルシウム $CaCO_3$ などを加えて作製する。窓ガラスや多くの瓶に用いられている。

［イ］：純粋な二酸化ケイ素 SiO_2 のみで作られる。実験器具や光学レンズ，光ファイバーなどに利用されている。

［ウ］：炭化ケイ素 SiC や窒化ケイ素 Si_3N_4 などの高純度無機物質を，精密な温度や時間管理のもとに焼き固めたものであり，自動車のエンジン部品や耐熱材料に用いられている。

	［ア］	［イ］	［ウ］
(1)	石英 (シリカ) ガラス	ホウケイ酸ガラス	モルタル
(2)	石英 (シリカ) ガラス	ホウケイ酸ガラス	ファインセラミックス
(3)	石英 (シリカ) ガラス	ソーダ石灰ガラス	セメント
(4)	鉛ガラス	ソーダ石灰ガラス	モルタル
(5)	鉛ガラス	石英 (シリカ) ガラス	ファインセラミックス
(6)	鉛ガラス	ソーダ石灰ガラス	セメント
(7)	ソーダ石灰ガラス	石英 (シリカ) ガラス	モルタル
(8)	ソーダ石灰ガラス	石英 (シリカ) ガラス	ファインセラミックス
(9)	ソーダ石灰ガラス	ホウケイ酸ガラス	セメント

『余　白』

問6 試料水溶液を蒸留水で正確に **10** 倍に希釈するため，以下の操作を行った。これらの操作に関する下記の記述のうち，正しいもののみをすべて含む組み合わせはどれか。

(i) 器具 **A** を用いて，試料水溶液を正確に **20 mL** はかりとり，(ii) メスフラスコ（容量 **200 mL**）に入れた。メスフラスコの (iii) 標線まで蒸留水を加え，よく混合した。

(a) 下線部（i）に関して，器具 **A** としてはホールピペットを用いる。

(b) 下線部（i）に関して，器具 **A** は，蒸留水で洗浄したのち，濡れたまま用いる。

(c) 下線部（ii）に関して，メスフラスコは，蒸留水で洗浄したのち，加熱乾燥して用いる。

(d) 下線部（iii）に関して，液面の底が標線に合うように蒸留水を加える。

(1) [(a), (b)]   (2) [(a), (c)]   (3) [(a), (d)]
(4) [(b), (c)]   (5) [(b), (d)]   (6) [(c), (d)]
(7) [(a), (b), (c)] (8) [(a), (b), (d)] (9) [(a), (c), (d)]
(10) [(b), (c), (d)]

『余　白』

2 次の問い (**問7~問10**) に答えよ。　　　　　　　　(20点)

問7 次の異性体の数に関する記述において, [X], [Y] にあてはまる数字の正しい組み合わせはどれか。

マーク式解答欄　**7**

$C_4H_{10}O$ の異性体のうちアルコールは, 立体異性体も含めると [X] 種類ある。

C_5H_{10} の異性体のうちアルケンは, 幾何異性体も含めると [Y] 種類ある。

	[X]	[Y]
(1)	4	5
(2)	4	6
(3)	4	8
(4)	5	5
(5)	5	6
(6)	5	8
(7)	6	5
(8)	6	6
(9)	6	8

『余　白』

問8 界面活性剤に関する次の記述のうち，正しいもののみをすべて含む組み合わせはどれか。

(a) 界面活性剤は，分子中に疎水基と親水基をもつ。
(b) 界面活性剤は，水の表面張力を低下させる。
(c) 界面活性剤は，一定濃度以上になるとミセルを形成する。
(d) セッケンは，Na^+ や K^+ を多く含む水溶液中では泡立ちが悪くなる。

(1) [(a),(b)]　　　(2) [(a),(d)]　　　(3) [(b),(c)]
(4) [(c),(d)]　　　(5) [(a),(b),(c)]　　(6) [(a),(b),(d)]
(7) [(a),(c),(d)]　(8) [(b),(c),(d)]　　(9) [(a),(b),(c),(d)]

『余　白』

問9　下の図は, *p*-ヒドロキシアゾベンゼンの合成経路を示したものである。
　　　[ア]～[エ]にあてはまる語句として, 正しい組み合わせはどれか。

マーク式解答欄　**9**

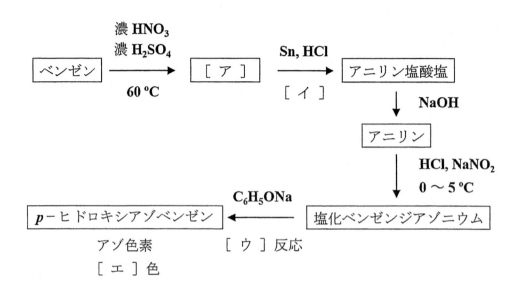

	[ア]	[イ]	[ウ]	[エ]
(1)	ニトロベンゼン	酸化	ヒドロキシル化	黒
(2)	ニトロベンゼン	酸化	ジアゾ化	橙赤
(3)	ニトロベンゼン	還元	ジアゾカップリング	赤紫
(4)	ニトロベンゼン	還元	ジアゾカップリング	橙赤
(5)	ニトロベンゼン	還元	ジアゾ化	赤紫
(6)	ベンゼンスルホン酸	酸化	ヒドロキシル化	赤紫
(7)	ベンゼンスルホン酸	酸化	ジアゾカップリング	橙赤
(8)	ベンゼンスルホン酸	酸化	ジアゾカップリング	黒
(9)	ベンゼンスルホン酸	還元	ジアゾ化	赤紫
(10)	ベンゼンスルホン酸	還元	ヒドロキシル化	黒

問10　糖類に関する次の記述のうち，正しいもののみをすべて含む組み合わせはどれか。

(a) グルコースは，フェーリング液中で加熱すると，赤色沈殿を生じる。

(b) フルクトースの水溶液に塩化鉄（Ⅲ）$FeCl_3$ 水溶液を加えると，青〜紫色を呈する。

(c) スクロースを構成する2種類の単糖は，互いに立体異性体である。

(d) マルトース1分子を加水分解すると，2分子のグルコースが得られる。

(1) [(a), (b)]　　(2) [(a), (c)]　　(3) [(a), (d)]

(4) [(b), (c)]　　(5) [(b), (d)]　　(6) [(c), (d)]

(7) [(a), (b), (c)]　　(8) [(a), (b), (d)]　　(9) [(a), (c), (d)]

(10) [(b), (c), (d)]

『余　白』

3 次の記述を読んで，問い（**問11〜問14**）に答えよ。 （20点）

　窒素や酸素などの溶解度の小さい気体では，「温度が一定ならば，一定量の溶媒に溶ける気体の質量（あるいは物質量）は，その気体の圧力に比例する」という［ ア ］が成立する。

　溶解度の小さい気体 X について，温度 30 ℃，圧力 $1.0×10^5$ Pa の条件で水に溶解して平衡状態になったとき，水に溶けた気体 X の物質量は水 1.0 L あたり $2.0×10^{-3}$ mol であった。

　次に，図1に示すようにピストンがついた容器に 2.0 L の水と $2.0×10^{-2}$ mol の気体 X のみを入れ，ピストンを上下させた。気体 X は理想気体としてふるまい，水蒸気圧は無視できるものとして，以下の問いに答えよ。

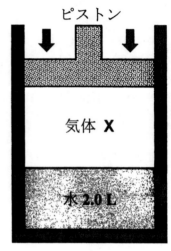

図1

問11　［ ア ］にあてはまる語句として正しいのはどれか。

マーク式解答欄　11

(1) ボイルの法則　　(2) アボガドロの法則

(3) ヘンリーの法則　　(4) ファントホッフの法則

問12 図1において，温度を 30 ℃ に保ち，1.0×10^{-2} mol の気体 **X** を水に溶解させたとき，容器内の気体 **X** が示す圧力〔Pa〕はいくらか。最も近い値を選べ。

マーク式解答欄 12

(1) 5.0×10^4	(2) 1.0×10^5	(3) 2.5×10^5	(4) 5.0×10^5
(5) 7.5×10^5	(6) 1.0×10^6	(7) 2.5×10^6	(8) 5.0×10^6

『余 白』

問13　図1において，温度を 30 ℃ に保ち，気体 **X** の圧力が 1.5×10^5 **Pa** になるようにピストンを調整すると，水に溶けずに残っている気体 **X** の体積〔**L**〕はいくらか。最も近い値を選べ。

マーク式解答欄　**1 3**

(1)　0.10　　　(2)　0.15　　　(3)　0.23　　　(4)　0.34

(5)　0.46　　　(6)　0.58　　　(7)　0.69　　　(8)　0.80

『余　白』

問14 気体 X は，温度が低くなると溶解度が大きくなる。[イ]によれば，温度が低くなると平衡反応は[ウ]の方向に進行するので，気体 X の溶解熱の値は[エ]である。[イ]～[エ]にあてはまる語句として正しい組み合わせはどれか。

マーク式解答欄 14

	[イ]	[ウ]	[エ]
(1)	ルシャトリエの原理	発熱反応	正
(2)	シャルルの法則	発熱反応	正
(3)	ルシャトリエの原理	吸熱反応	正
(4)	シャルルの法則	吸熱反応	正
(5)	ルシャトリエの原理	発熱反応	負
(6)	シャルルの法則	発熱反応	負
(7)	ルシャトリエの原理	吸熱反応	負
(8)	シャルルの法則	吸熱反応	負

『余 白』

$$\boxed{4}$$ 次の記述を読んで，問い（**問15〜問18**）に答えよ。 （21点）

　アルミニウム **Al** は，周期表 **13** 族に属する典型元素である。**Al** 原子は **3** 個の価電子をもつため，**3** 価の陽イオンになりやすい。

　Al の単体は，以下の工程により工業的に製造される。まず，原料鉱石の［ ア ］を加熱した濃水酸化ナトリウム水溶液に溶かし，不純物を取り除くことで［ イ ］を得る。この［ イ ］に氷晶石（Na_3AlF_6）を混ぜ，炭素電極を用いて約 **1000 ℃** で［ ウ ］を行うことで，陰極から融解状態の **Al** の単体が得られる。

　陽極では以下の反応式に従い，二酸化炭素および一酸化炭素が発生する。

$$2O^{2-} + C \rightarrow CO_2 + 4e^-$$
$$O^{2-} + C \rightarrow CO + 2e^-$$

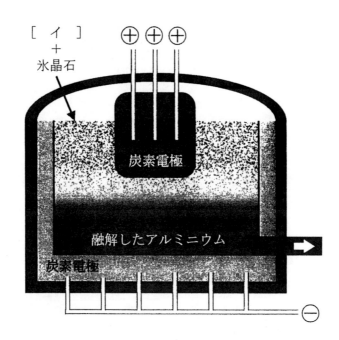

問15 文中の［ア］〜［ウ］にあてはまる語句として正しい組み合わせはどれか。

マーク式解答欄 **15**

	［ア］	［イ］	［ウ］
(1)	アルミナ	ボーキサイト	電解精錬
(2)	アルミナ	コークス	溶融塩電解
(3)	アルミナ	コークス	電解精錬
(4)	ボーキサイト	コークス	溶融塩電解
(5)	ボーキサイト	アルミナ	電解精錬
(6)	ボーキサイト	アルミナ	溶融塩電解
(7)	コークス	アルミナ	電解精錬
(8)	コークス	ボーキサイト	溶融塩電解
(9)	コークス	ボーキサイト	電解精錬

問16 アルミニウムの化学的性質に関する次の記述のうち，正しいもののみをすべて含む組み合わせはどれか。

マーク式解答欄 **16**

(a) 単体の Al は，強塩基の水溶液と反応して水素を発生するが，酸とは反応しない。

(b) 単体の Al は，濃硝酸によく溶ける。

(c) Al 粉末と酸化鉄（Ⅲ）の混合物に点火すると，多量の熱を発生して，融解した鉄の単体が得られる。

(d) Al^{3+} を含む水溶液の電気分解によっても単体の Al が効率良く得られる。

(1) ［(a)］	(2) ［(b)］	(3) ［(c)］
(4) ［(d)］	(5) ［(a), (b)］	(6) ［(a), (c)］
(7) ［(a), (d)］	(8) ［(b), (c)］	(9) ［(b), (d)］
(10) ［(c), (d)］		

問17 アルミニウム 1080 kg をつくるのに必要な電気量〔C〕はいくらか。最も近い値を選べ。

(1) 3.9×10^6　　　(2) 1.2×10^7　　　(3) 3.5×10^7

(4) 3.1×10^8　　　(5) 3.9×10^9　　　(6) 1.2×10^{10}

(7) 3.5×10^{10}　　　(8) 3.1×10^{11}

『余 白』

問18 陽極において，二酸化炭素と一酸化炭素の混合気体が標準状態で $4.48×10^3$ L 発生した。この混合気体中の，二酸化炭素と一酸化炭素の物質量比は 1：4 であった。このとき得られたアルミニウムの質量〔kg〕はいくらか。最も近い値を選べ。ただし，流れた電流は全て使用されたものとし，得られた気体は理想気体としてふるまうものとする。

マーク式解答欄 18

(1)	1.80	(2)	4.32	(3)	5.93
(4)	6.48	(5)	10.8	(6)	13.0
(7)	42.3	(8)	105			

『余 白』

5　金属イオンに関する次の問い（**問19〜問21**）に答えよ。　　（15点）

問19　4つのアンモニアが配位し，平面の正方形をした錯イオンを形成する金属
　　イオンと，その錯イオンが示す色の組み合わせとして正しいものはどれか。

マーク式解答欄　**19**

	金属イオン	錯イオンの色
(1)	Cu^{2+}	無色
(2)	Cu^{2+}	深青色
(3)	Fe^{3+}	淡黄色
(4)	Fe^{3+}	黄色
(5)	Ag^{+}	無色
(6)	Ag^{+}	黒色
(7)	Zn^{2+}	無色
(8)	Zn^{2+}	深青色

『余　白』

問20 4.70×10^{-10} mol/L の Cd^{2+} を含む溶液 200 mL に硫化水素ガス H_2S を十分に通じたところ，黄色の沈殿が生じた。この溶液中の S^{2-} 濃度を 3.00×10^{-10} mol/L に保ったとき，生じた沈殿の質量〔g〕は理論上いくらか。最も近い値を選べ。

ただし，硫化カドミウム CdS の溶解度積を $2.10\times10^{-20}\,(mol/L)^2$ とする。操作を通じて溶液の体積や温度，圧力は変化しないものとし，沈殿の水和による溶解は無視できるものとする。H_2S の電離は下記の式に完全に従うものとし，HS^- の寄与は考えなくてよい。

$$H_2S \;\rightleftarrows\; 2H^+ + S^{2-}$$

マーク式解答欄　**20**

(1) 6.05×10^{-23}　　(2) 2.02×10^{-10}　　(3) 3.46×10^{-9}

(4) 4.90×10^{-9}　　(5) 5.18×10^{-9}　　(6) 8.64×10^{-9}

(7) 1.15×10^{-8}　　(8) 1.33×10^{-8}　　(9) 2.59×10^{-8}

(10) 5.76×10^{-8}

『余　白』

問21 Al^{3+}, Ag^+, Ca^{2+}, Cu^{2+}, Fe^{3+}, Pb^{2+}の6種類の金属イオンを含む混合溶液からそれぞれのイオンを分離するために図の操作を行った。ろ液**A**とろ液**B**に含まれる金属イオンの組み合わせとして正しいものはどれか。

マーク式解答欄　**21**

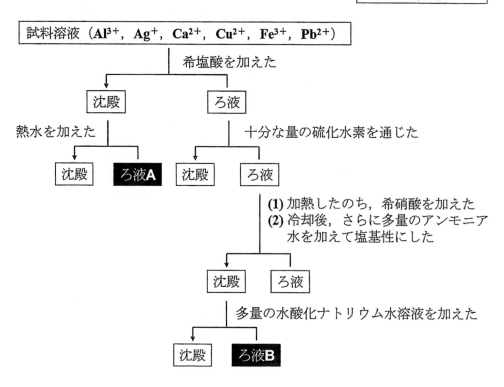

	ろ液 **A**	ろ液 **B**
(1)	Cu^{2+}	Pb^{2+}
(2)	Cu^{2+}	Fe^{3+}
(3)	Cu^{2+}	Al^{3+}
(4)	Pb^{2+}	Cu^{2+}
(5)	Pb^{2+}	Fe^{3+}
(6)	Pb^{2+}	Al^{3+}
(7)	Fe^{3+}	Cu^{2+}
(8)	Fe^{3+}	Pb^{2+}
(9)	Ag^+	Fe^{3+}
(10)	Ag^+	Ca^{2+}

6 次の記述を読んで，問い（**問22〜問25**）に答えよ。　　　（21点）

1. 化合物 **A**，**B**，**C** は，いずれも炭素，水素，酸素からなる分子量 200 以下の枝分かれがない鎖状化合物であり，互いに構造異性体である。化合物 **A**，**B**，**C** は，いずれも不斉炭素原子を含まない。

2. 化合物 **A** の元素分析を行ったところ，質量百分率で炭素 **49.3 %**，水素 **6.9 %**，酸素 **43.8 %** であった。

3. 化合物 **A** を加水分解すると，**1 : 2** の物質量比で，アルコール **D** とカルボン酸 **E** が生成した。

4. 化合物 **B** を加水分解すると，**1 : 2** の物質量比で，アルコール **F** とカルボン酸 **G** が生成した。

5. 化合物 **C** を加水分解すると，カルボン酸 **E**，アルコール **H** およびヒドロキシ酸 **I** が生成した。

6. アルコール **H** は，酵母の働きによって，グルコースから得られる。アルコール **H** を穏やかに酸化すると化合物 **J** となり，さらに酸化するとカルボン酸 **G** が生成した。

問22　化合物 **A** の組成式として正しいものはどれか。

マーク式解答欄　**22**

(1) C_2H_5O　　(2) $C_2H_5O_2$　　(3) C_3H_5O

(4) $C_3H_5O_2$　　(5) C_4H_7O　　(6) $C_4H_7O_2$

(7) C_4H_9O　　(8) $C_4H_9O_2$　　(9) C_5H_9O

(10) $C_5H_9O_2$

問23　化合物 **D** と **F** に関する次の記述のうち，正しいもののみをすべて含む組み合わせはどれか。

(a)　**D** は，油脂の構成成分である。
(b)　**F** は，ポリエチレンテレフタラートの合成原料である。
(c)　**D** と **F** は，いずれも水には溶けにくい。
(d)　**D** と **F** は，いずれもナトリウムと反応して水素を発生する。

(1)　[(a), (b)]　　　　(2)　[(a), (c)]　　　　(3)　[(a), (d)]
(4)　[(b), (c)]　　　　(5)　[(b), (d)]　　　　(6)　[(c), (d)]
(7)　[(a), (b), (c)]　　(8)　[(a), (b), (d)]　　(9)　[(a), (c), (d)]
(10)　[(b), (c), (d)]

問24　化合物 **E**, **G**, **H** と **J** に関する次の記述のうち，正しいもののみをすべて含む組み合わせはどれか。

(a)　**E** と **G** は，いずれも炭酸水素ナトリウムと反応して，二酸化炭素を発生する。
(b)　**E** と **J** は，いずれも銀鏡反応を示す。
(c)　**H** と **J** は，いずれもヨードホルム反応を示す。
(d)　**G** と **H** は，いずれもニンヒドリン反応を示す。

(1)　[(a), (b)]　　　　(2)　[(a), (c)]　　　　(3)　[(a), (d)]
(4)　[(b), (c)]　　　　(5)　[(b), (d)]　　　　(6)　[(c), (d)]
(7)　[(a), (b), (c)]　　(8)　[(a), (b), (d)]　　(9)　[(a), (c), (d)]
(10)　[(b), (c), (d)]

問25 化合物Iの構造式として最も適しているものはどれか。

(1) $\quad$ H–C(=O)–O–CH$_2$–OH

(2) $\quad$ HO–C(=O)–CH$_2$–OH

(3) $\quad$ HO–C(=O)–CH$_2$–C(=O)–OH

(4) $\quad$ H–C(=O)–O–CH$_2$CH$_2$–OH

(5) $\quad$ HO–C(=O)–CH$_2$CH$_2$–OH

(6) $\quad$ HO–C(=O)–CH(OH)CH$_3$

(7) $\quad$ H–C(=O)–O–CH$_2$CH$_2$CH$_2$–OH

(8) $\quad$ HO–C(=O)–CH$_2$CH$_2$CH$_2$–OH

(9) $\quad$ HO–C(=O)–CH$_2$CH(OH)CH$_3$

『以 上』

英　語

解答　2年度

1

〔解答〕

問1	4	問2	8	問3	7
問4	2	問5	1	問6	1
問7	2	問8	4	問9	1
問10	3	問11	2	問12	2
問13	5	問14	3	問15	4
問16	1	問17	4	問18	5
問19	5				

〔出題者が求めたポイント〕

問1　thumb[ʌ] / comb[ou] / cost[ɑ] / count[au] / country[ʌ]

問2〜問3　正解の英文　Countless millions (know what it is to have back pain)

問4　the pain を後ろから修飾する過去分詞の caused が正解。

問5　not least「特に、とりわけ」。especially「特に」。for the time being「当分の間」。from time to time「時々」。not at all「全く〜でない」。

問6　chronic「慢性の」。acute「急性の」。constant「一定の」。emotional「感情的な」。terrible「恐ろしい」。

問7〜問8　正解の英文　this definition (is thought by many) to (be inadequate), and (even misleading)

問9　suffer の主語になる、主格関係代名詞 who が正解。those は those people から people を省略したもの。

問10　have been の主語になる whose complaints を構成する所有格関係代名詞 whose が正解。

問11　for の目的語になる目的格関係代名詞 whom が正解。

問12〜問16　全訳参照。

問17〜問18　正解の英文　(essential to the ways) in (which pain is experienced)

問19　イ ← 第4段落第1文に一致
　　　オ ← 第4段落最終文に一致

〔全訳〕

①　痛みとは何か？　誰もがすでにこの質問の答えを知っていると仮定するのはあまりに安易だ。私たちは皆、つま先をぶつけたり、ハンマーと釘の間に親指を挟んだり、頭痛になったりしたことがある。数えきれないほど多くの人々が、背中の痛みがどういうものかを知っている。他にも何百万人もの人々が、ガンの痛みとそれを治療することで生じる痛みについて知っている。直感的に言えば、痛みは暗黙のうちに理解されているように思えるが、説明しようとすると難しいことが分かる。多くの人にとっては、単に痛みが存在することを認め、そこでとどめておくだけで十分なのかも知れない。

②　しかし、他の多くの人々、特に医学界にとって、痛みは謎めいており、不可解で、もどかしいものなのだ。国際疼痛学会(IASP)は、ジョン・ボニカ(1917-94)によって1973年に設立された非営利団体だ。ボニカは、プロレスラーとしての初期のキャリアが、生涯にわたる慢性疼痛をもたらした後、米国における疼痛管理研究の先駆者となった。IASPは、おおまかに定義すると、医療分野における疼痛研究の促進を目的としている。現時点における痛み「公式の」の定義、および同学会誌『Pain』の掲載指針は次の通りだ。「痛みとは、実際の、または潜在的な組織損傷に関連した、あるいはそうした損傷の観点から記述された、不快な感覚的および感情的経験である」。さまざまな理由から、この定義は不十分で誤解を招くものですらあると、多くの人に思われている。

③　痛みは予測できないため、測定と治療の基準が作りづらい。痛みは、複雑な社会的、文化的な要素と絡み合っている。さまざまな程度のケガを負っている人にとって、痛みは、科学的には現れるはずがないときに現れることが多く、現れると予想しているときには現れないものだ。さらには、慢性の疼痛に苦しむ人、その訴えを特定のケガや傷害、またそれをほのめかすものとさえ関連づけることが難しい人、加えて、薬剤が役に立たないと思われる人もいる。さらには、まったくケガをしていないのに痛みを訴える人もいる。心が「痛む」。胸が「張り裂ける」。このような表現は、痛みがどのように作用し、痛みが何を意味するのかを、より深く理解するためのヒントとなるのだろうか。多くの専門分野からなる痛みの説明が示すのは、定義を固定しようとする試みが、痛みの流動的な性質そのものに反しているということだ。

④　痛みがどのように作用するのか(疼痛機構)、どのように治療するのか(疼痛管理)、どのような意味を持つのか(疼痛体験)という点で、痛みは現代における最も難しい医学的謎のひとつとなっている。[A]我々が身体的痛みと感情的痛みの両方を理解することに関して、ここ数十年で飛躍的な進歩があった。現代の疼痛専門家は、自信をもって生物心理社会的疼痛モデルを主張しており、このモデルでは、身体と精神が、我々の集団的疼痛体験をもたらす社会的要因と結びついている。生物学的、心理学的、社会的の3つの要因のいずれか1つ以上を排除するような疼痛の説明は、疼痛現象の十分な理解をもたらすことはない。

⑤　しかし、現代の疼痛病歴のほとんどにおいて、心理的要素は身体的徴候の不合理な修飾因子として除去されていた。あまりに一般的なことだが、慢性疼痛患者は、医師がその苦痛の十分な身体的原因を発見できなかったせいで、彼らの性格が疑問視されたのだ。そして、心理的要因は重要でないかのように扱われることや、誤解されることがあるが、かたや社会的・文化的要因の方は、最近までほとんど無視されていたのだ。[B]このことについて驚くべきことは、歴史を通じて、また世界中で、

痛みに苦しむ人のほとんどが、自分の置かれた苦境についての生物心理社会的な理解を－たとえそれを明瞭に言葉にできないにせよ－共有していたことだ。

⑥ 痛みに関する知識は膨大に蓄積されているが、その大部分は歴史的なものであり、現代の医学的説明に役立つ。痛みをありのままに理解するには、人は痛みを経験することの広範な可能性を理解しなければならない。痛みは、公理のように単純化することはできない。なぜなら、[C]それは常に文脈的に存在しているからだ。私たちがどのようにコミュニケーションをとるか、つまり痛みにどのようなレッテルを貼るか、そして痛みをどのように概念化するか、すなわち、私たちが痛みを、特に他者の痛みをどのように「見る」かが、痛みの経験の仕方にとって非常に重要なのだ。

⑦ 痛みの歴史と、痛みに関する現在の医学的研究の両方が、[D]我々が他人の痛みをどのように考え、理解し、経験するのかという問題に取り組む必要があった。痛みを見るとはどういうことなのか？ 痛みに対する同情や共感は何に依存するのか？ 共感性の痛みは、実際、直接的な痛みと本当に同じなのか？ これらの問題は、身体と感情、体と心、脳と世界を絶えず絡ませようとする、痛みへの現代的アプローチの本質的な部分なのだ。

⑧ このような全人的療法に焦点を当てることで、私たちは痛みの世界を知ることができる。この痛みの世界では、表現は、経験と感受性の科学の両方と同じくらい重要であるし、時にはその両者にとって複雑な要素でもある。痛みに目を向けることは、ポジティブな生理的感覚において痛みが何であるかを理解するためだけでなく、[E]私たちがそれについて一般的に知っていることを熟考するためにも必要である。痛み、苦しみ、苦悩、悲しみを見るということは、ほとんどの場合、それを理解し、その一部になるということなのだ。

2

〔解答〕

問20	4	問21	1	問22	3
問23	2	問24	1	問25	3
問26	4	問27	3	問28	3

〔出題者が求めたポイント〕

問20～問23 全訳参照。
問24 evolution「進化」。inconvenience「不便」。recession「不景気」。satisfaction「満足」。
問25 Absolutely と Exactly は、Yes を強調する返事に使われる。
問26 kind of「ちょっと」。completely「完全に」。hardly「ほとんど～ない」。never「決して～ない」。somewhat「ちょっと」。
問27 conference「会議」。electricity「電気」。identification「本人確認」。money「お金」。
問28 アグラワルの第1発話から。

〔全訳〕

ファリード・ザカリア：2000年に、インドにおけるインターネットの利用者はわずか2000万人でした。昨年の利用者数は4億6200万人で、さらに増加しています。2025年までに、インドのインターネット利用者数は8億5000万人を超えると予測されています。[A]なぜこんなことが起きているのでしょうか？

ところで、データによると、これらの利用者のほとんどは、インドにおいて非常に安価なスマートフォン経由でインターネットにアクセスしています。この現象はどのように国と世界を変えたのでしょうか。元『GPS』上級プロデューサーで、現在は『フォーリン・ポリシィ』編集長を務め、新著『つながるインド』の著者でもあるラヴィ・アグラワル氏に話を聞きます。

それではラヴィ、まず、この変化の大きさは驚くべきものがありますね。つまりこの…私が2年前に見た統計によると、携帯電話の通信量で…インドは世界第150位だったのです。今や世界一位で、中国よりもアメリカよりも高い。これはなぜですか？

ラヴィ・アグラワル：すべてはスマートフォンのおかげです。例えば10年か15年前のインドを見てみると、インターネットに接続する唯一の方法はパソコンと固定電話回線を使うことで、それは当時アメリカ人もネット接続のためにやっていたことです。しかし、1999年にインドでパソコンを所有していたのはわずか2％でした。なので、この軌跡を眺めれば、コンピュータや無線通信のみを利用していたならば、インド人が大量にネット接続することはありえなかったでしょう。

しかし我々がアメリカで目撃した進化が、インドでは革命なのです。その理由は、安価なスマートフォンが何億人もの人々に普及しているからです。そのおかげで彼らはネット接続しているのです。[B]そして、これは単なる電話以上のものです。これは彼らにとってはじめてのカメラであり、はじめての目覚まし時計であり、はじめてのビデオ機器でもあります。

ザカリア：このスマートフォンでできることの多くによって、インドは旧式モデル、欧米モデル、アメリカモデルを飛び越せるようになりますよね？ だから例を挙げるなら、インド人は基本的にノートパソコンを飛ばし、コンピュータ、つまりインターネットへの入り口としてのスマホに直行するのですよね。

アグラワル：その通りです。例えばインド人はクレジットカードをあまり使いませんでした。今では、使う必要がありません。なぜなら、彼らの多くがビジネスやショッピングをオンラインで行っているからです。

インドはまだとても貧しい国です。まだほとんど田舎です。今でも3億人の読み書きのできない人たちがいますが、彼らはスマホに話しかけることができ、スマホは彼らに返答するのです。[C]彼らはビデオを見ることができます。これらはすべて革命的であり、スマホ革命のおかげでしか起きなかったことです。

ザカリア：インドにはもうひとつ、ちょっと並外れた点があります。それは、政府がはじめて生体認証 ID システムを作ったことです。インド人は皆、生体認証 ID を持っており、それはコンピュータがランダムに創出する一連の数字です。そしてそれが意味することは、インドのある銀行家が私に語ってくれたのですが、インドのオンラインバンキングシステムが世界のどこよりも速いということです。[D]インドでは 3 分きっかりで口座を開設できるのです。

アグラワル：ええ。このデジタル ID システム、つまり生体認証システムは、銀行口座に直結していることが多く、そのおかげで、以前には持てなかった、「私が私だ」と言うに等しい本人確認が持てるのです。さらにこれは他のさまざまなサービスに、実に驚くべき仕方で接続が可能なのです。

❸

〔解答〕

問29	5	問30	4	問31	1
問32	3	問33	2	問34	3
問35	2	問36	1	問37	4
問38	2	問39	1	問40	4
問41	7	問42	4	問43	4
問44	2				

〔出題者が求めたポイント〕

問29〜問33　全訳参照。

問34　2つのものを両方否定するのは neither。

問35　as if の中の動詞は仮定法を用いる。ここでは仮定法過去完了。

問36　allow + O + to V「O が〜することを許す」。

問37　To one's 感情名詞「〜が…したことには」。例えば、To my surprise「私が驚いたことには」。

問38　no longer「もはや〜ない」。

問39　差額を表す by が正解。by 0.04「0.04 差で」。

問40　make it「成功する」。dedicate「ささげる」。get money「金を得る」。make a journey「旅をする」。succeed「成功する」。

問41〜問42　正解の英文　(no <u>swimmer</u> had) ever (come back) after (a five-year absence)

問43　選択肢訳

1．この双子は、小学生のころスポーツが得意だった。
2．この双子のジムの先生は、彼らにシンクロナイズドスイミングを勧めた。
3．この双子は、身体が強かったので有利だった。
4．その例をこの双子が追ったナショナル・デュエット・チャンピオンもまた双子だった。←第4段落第1文に一致

問44　選択肢訳

1．この双子は、政治的理由で1980年のオリンピックの試合をボイコットした。
2．この双子は、1992年のオリンピックの2年前に、

オリンピックの試合に向けた練習の再開を決めた。←第8段落第6文に一致
3．この双子は、仕事を辞めてオリンピックに向けた練習に集中した。
4．1992年のオリンピックに向けた練習中、2年間の練習欠如を埋め合わせるべく肉体の限界までやった。

〔全訳〕

① それは、オリンピックの夢としてスタートしたわけではない。小学校の頃、私たちは太り過ぎで、動作がぎごちない双子だった。チームが選考されるとき、ゲームが野球であるかドッジボールであるかは(A)問題ではなく、私たちが選ばれるのはいつも最後だった。

② ある日、ジムの先生が私たちに、「ペニーとヴィッキーは他の4人の子供と一緒に音楽の授業をさぼって補習ジムに行くように選ばれたよ」と言ってきたのは悲惨だった。私たちのどちらもボールを受けたり投げたりできなかった。私たちはひどく屈辱を感じた。

③ この屈辱は私たちの自尊心を少しずつ減らしたが、学校外のスポーツや活動には挑戦し続けた。8歳のとき、私たちはシンクロナイズドスイミングを見つけた。まるでこのスポーツが私たちを選んだかのようだった。私たちは、自分たちにシンクロナイズドスイミングに対する天賦の才があることを知り、これが好きになった。一卵性双生児にとって理想的なスポーツだった。そのゴールは、完璧に同期して鏡のイメージのように泳ぐことだった。私たちが有利だったのは、お互いに同じくらい強く、腕と脚の角度も同じで、タイミングの感覚も同じだったからだ。1枚の写真では、どちらがどちらなのかわからないほど、私たちはそっくりだった。ある大会で、小さな女の子が、「(B)見て、ママ、2人とも同じ顔をしてるよ」と言った。

④ 子どものころ私たちは、自分らのロールモデルであった、同じく双子のナショナル・デュエット・チャンピオンに刺激されて、彼らの歩んだ道をたどることになった。私たちは他の水泳選手やコーチと一緒に練習するのが大好きで、信じられないほど懸命に努力した。双子として、私たちの波長は同じだった。私たちには、共通の価値観と暗黙の信頼があった。

⑤ 最初の全国大会では、28人中24位だった。その大会で私たちは、最高のスイマーがいかに素晴らしいかを見た。そして、目標をさらに高く掲げ、共通の目標に向けて取り組むことにした。翌年は6位に上がり、その次の年には全国ジュニアチャンピオンになった。その後の勝利のおかげで、私たちは世界中を遠征することができた。オリンピックに参加する夢が生まれたのだった。

⑥ 私たちは、目標の多くを達成し、カナダ・シンクロナイズドスイミング・デュエットでは7回優勝し、チームでは世界チャンピオンになり、デュエットでは世界で初めて「10」満点を獲得した。

⑦ しかし、私たちが大いにがっかりしたことには、カナダを含む多くの国々が1980年のオリンピック大会をボイコットしてしまい、オリンピックが私たちの元をす

り抜けてしまったのだった。1984年にはチームを作ることができなかった。14年間の訓練と努力の果てに、私たちはオリンピックの夢がまだ実現していないことを(C)受け入れねばならなかった。私たちは、マギル大学を卒業するために水泳から引退した。

⑧　それから5年後のある日、シンクロの試合を見ていて、私たちは二人とも思わぬ感動を覚えた。ペニーが身を乗り出してささやいた。「もう一度やってみたらどうかしら？　92年を目指すのはどう思う？　私は片方の眉を少し上げ、大きく目を見開いた。オリンピックの夢がまだ生きていることに突然気づき、私たちはもはやそれを無視できなくなったのだ。1990年のエイプリルフールの日、私たちは前例のない復活を果たし、1992年のオリンピックを目指す決心をした。うまくいかないことを恐れ、計画を発表するのが怖かったが、最終的には、何もしないことと、「もしも…だったら」という後悔を受け入れて生きねばならないことの方をより恐れた。

⑨　誰もが不可能だと言ったが、私たちの切実な願いは、私たちが耐え抜くのに必要なエネルギーを与えてくれた。以前の調子に戻るのに2年しかかからなかったし、たった2年で世界のトップにもなった。水泳選手の中で、5年間休んだ後に復帰した人はそれまで一人もいなかった。特に27歳で戻った人はいなかった！

⑩　私たちは資金援助を受ける資格がなかったので、二人ともフルタイムの仕事を維持し、毎日仕事の後に5時間のトレーニングを行った。私たちはまだ、自分で生活を支え、国際大会への旅費をすべて捻出しなければならなかった。2年間、私たちはその過酷なスケジュールを守ってきたが、間に合うかどうかは分からなかった。

⑪　ありがたいことに、私たちには4人の熱心な指導者がいて、私たちの夢の実現のために全力を尽くしてくれた。練習中は身体的な限界まで追い詰められたが（私たちは5年間の休暇を埋め合わせねばならなかった）、それでも私たちは練習が好きだった。時折、ジュリー監督と一緒に笑い過ぎて、窒息しそうになり、ついにはプールの底に沈んだものだ。ジュリーの手助けで、私たちは自分自身を信じ(D)続けることができたのだ。

⑫　オリンピック予選の日が来たとき、自信はあったものの、私たちは緊張していた。決勝戦の後、得点を聞くのを待っていたとき、ほとんど(E)呼吸することができなかった。得点が発表されたとき、私たちは互いに抱き合って飛び跳ねた。私たちは0.04の点差で勝ったのだった！

4
〔解答〕
問45　8　　問46　2　　問47　2
問48　5　　問49　5　　問50　8
〔出題者が求めたポイント〕
正解の英文
(A) in spite of the fact that eating hot chilli is painful
(B) were given gradually increasing amounts of hot chilli
(C) a number of psychological influences may contribute to this remarkable reversal

〔全訳〕
　アメリカの心理学者ポール・ロジンの推定によると、食べると辛いという事実にもかかわらず、世界人口の約4分の1がトウガラシを食べている。多くの国にトウガラシを食べるコンテストがあり、世界選手権まである。最も挑戦的なトウガラシはドーセット・ナガ種で、150万スコヴィル値（トウガラシの辛さを測定する尺度）がある。ロジンは、私たちがどうしてこんな辛い食べ物を好むようになったかを研究した。メキシコのある村では、嫌なら食べなくてもよいものの、2歳から6歳までの子どもたちが、料理の中に加えられるトウガラシの量を徐々に増やされていることが分かった。5歳ないし8歳までに、トウガラシに対する初期の否定的な反応は逆転し、子どもたちは自発的に辛いソースを加えていた。多くの心理的影響がこの顕著な逆転に寄与しているかも知れない。この中には、親の真似、仲間からのプレッシャー、スリルを求める気持ちなどが含まれる可能性がある。トウガラシを食べるのはバンジージャンプやローラーコースターに乗るのに似ているかも知れない。同時に、トウガラシは、痛みを快感に変えるための体内アヘンの産生を誘発したり、唾液の分泌を引き起こすことで、乾いた食べ物を噛みやすくしたりしているのかも知れない。

化 学

解答

2年度

推 薦

1

〔解答〕

問1 (9)
問2 (6)
問3 (6)
問4 (2)
問5 (8)
問6 (3)

〔出題者が求めたポイント〕

電子式，熱化学方程式，金属の結晶格子，接触法，身の
まわりの無機物質，実験器具の使い方

〔解答のプロセス〕

問1 電子式は次の通り

$$(a) \quad H:\overset{\overset{H}{\cdot\cdot}}{\underset{\overset{\cdot\cdot}{H}}{C}}:H \qquad (b) \quad H:\overset{\cdot\cdot}{N}:H$$

$$(c) \quad H:\overset{H}{\underset{}{C}}::\overset{H}{\underset{}{C}}:H \qquad (d) \quad H:\overset{\overset{H}{\cdot\cdot}}{\underset{\overset{\cdot\cdot}{H}}{C}}:\overset{\cdot\cdot}{\underset{\cdot\cdot}{Cl}}:$$

問2 与式より，CO_2(気)の生成熱は 394 kJ/mol，H_2O
(液)の生成熱は 286 kJ/mol，C_2H_5OH(液)の生成熱は
278 kJ/mol である。C_2H_5OH(液)の燃焼熱を Q〔kJ/
mol〕として燃焼熱の熱化学方程式をあらわすと次の
ようになる。

$$C_2H_5OH(液) + 3O_2(気)$$
$$= 2CO_2(気) + 3H_2O(液) + QkJ$$

反応熱＝(生成物の生成熱の和)−(反応物の生成熱の和)
$$Q = (394 \times 2 + 286 \times 3) - (278 \times 1 + 0) = 1368 kJ$$

問3 (a) (誤)体心立方格子の配位数は 8，面心立方格子
の配位数は 12 である。

(b) (誤)面心立方格子には 4 個，六方細密構造には 2
個の原子が含まれる。

(c) (正)どちらも 74% で同じである。なお，体心立
方格子は 68% である。

(d) (正)

問4 接触法の化学反応式は次のようになる。

① $S + O_2 \longrightarrow SO_2$

② $2SO_2 + O_2 \xrightarrow{V_2O_5} 2SO_3$

③ $SO_3 + H_2O \longrightarrow H_2SO_4$

(a) (正)②の反応である。

(b) (誤)$+4 \longrightarrow +6$ SO_3 の S の酸化数は $+6$ で
ある。

(c) (正)硫黄酸化物(SO_x)は，石油や石炭などの化
石燃料が燃えるときに発生し，酸性雨の原因とな
る。

(d) (誤)濃硫酸を希釈する場合，水に濃硫酸を少し
ずつ加えていく。

問5 ソーダ石灰ガラスの主原料は，ケイ砂，炭酸ナト
リウム，石灰石である。ケイ砂のみを主原料としてつ
くられるガラスは石英ガラスと呼ばれる。なお，鉛ガ
ラスの主原料は，ケイ砂，炭酸カリウム，酸化鉛(Ⅱ)
で，ホウケイ酸ガラスの主成分はケイ砂，ホウ砂であ
る。人工合成された原料や高純度に精製された原料を
用い，焼結するときの温度や時間などを精密に制御し
てつくられるセラミックスをファインセラミックスと
いう。

問6(b) (誤)はかりとる水溶液の濃度が変わってしまう
ので，使用前に共洗いをして使用する。

(c) (誤)加熱乾燥すると膨張してしまい，正確な体積
を測定できなくなる。

(d) (正)液位を標線に合わす際は，液面で一番低い部
分(メニスカス)で合わせる(下図)。

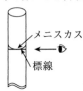

2

〔解答〕

問7 (5)
問8 (5)
問9 (4)
問10 (3)

〔出題者が求めたポイント〕

異性体，界面活性剤の性質，p−ヒドロキシアゾベンゼ
ンの合成，糖の性質

〔解答のプロセス〕

問7 $C_4H_{10}O$ の構造異性体は次の通り(＊は不斉炭素
原子をあらわす)。

$CH_3-CH_2-CH_2-CH_2-OH$

$CH_3-CH_2-\overset{*}{C}H(OH)-CH_3$

$CH_3-\underset{\underset{CH_3}{|}}{CH}-CH_2-OH$

$CH_3-\underset{\underset{CH_3}{|}}{\overset{\overset{OH}{|}}{C}}-CH_3$

$CH_3-O-CH_2-CH_2-CH_3$

$CH_3-CH_2-O-CH_2-CH_3$

$CH_3-O-\underset{\underset{CH_3}{|}}{CH}-CH_3$

よって，アルコールの異性体は 5 種類存在する。
C_5H_{10} の構造異性体は次の通り。

$CH_2=CH-CH_2-CH_2-CH_3$

CH₃-CH=CH-CH₂-CH₃
（シス-トランス異性体あり）

CH₂=CH-CH-CH₃
｜
CH₃

CH₃-CH=C-CH₃
｜
CH₃

CH₃-CH₂-C=CH₂
｜
CH₃

幾何異性体を含めるとアルケンの異性体は6種類存在する。

問8(b) （正）界面活性剤は，水と油，水と空気などの界面に配列する性質があるため，水分子が界面に存在できない。よって，水の表面張力は低下する。

(d) （誤）セッケンをCa^{2+}やMg^{2+}を多く含む硬水中で使用すると，水に不溶性の塩をつくるため，洗浄力を失う。

問9 それぞれの反応は次の通り。

塩化ベンゼンジアゾニウムの水溶液にナトリウムフェノキシドの水溶液を加えると，橙赤色のp-ヒドロキシアゾベンゼン（p-フェニルアゾフェノール）が生成する。

問10(a) （正）グルコースの水溶液は水溶液中に存在する鎖状構造の中にホルミル基（アルデヒド基）が存在するため，還元性を示す。

(b) （誤）フェノール性のヒドロキシ基は存在しないので呈色しない。

(c) （誤）フルクトースはグルコースの構造異性体である。

3

〔解答〕

問11 （3）

問12 （3）

問13 （3）

問14 （1）

〔出題者が求めたポイント〕

ヘンリーの法則，ルシャトリエの原理

〔解答のプロセス〕

問12 気体Xは，水1.0Lあたり$2.0×10^{-3}$mol溶けるので，水2.0Lには$4.0×10^{-3}$mol溶ける。$1.0×10^{-2}$mol溶かすためには，圧力を$\dfrac{1.0×10^{-2}}{4.0×10^{-3}}=2.5$倍にする必要がある。求める気体の圧力はこの圧力と等しいので，

$$1.0×10^5×2.5=2.5×10^5\,Pa$$

問13 水に溶解している気体Xの物質量は，

$$2.0×10^{-3}×2.0×\dfrac{1.5×10^5}{1.0×10^5}=6.0×10^{-3}\,mol$$

よって，水に溶解していない気体の体積は，

$$2.0×10^{-2}-6.0×10^{-3}=1.4×10^{-2}\,mol$$

これを気体の状態方程式に代入する。

$$1.5×10^5×V=1.4×10^{-2}×8.3×10^3×(30+273)$$
$$V=0.235\,L$$

4

〔解答〕

問15 （6）

問16 （3）

問17 （6）

問18 （2）

〔出題者が求めたポイント〕

アルミニウムの溶融塩電解，Alの性質

〔解答のプロセス〕

問16(a) （誤）Alは両性金属であり，酸とも強塩基とも反応する。

(b) （誤）不動態を形成するため溶けない。

(c) （正）テルミット反応が起こる。

$$2\,Al+Fe_2O_3 \longrightarrow Al_2O_3+2Fe$$

(d) （誤）水が還元され，水素が発生するので，Alの単体を得ることができない。

問17 陰極と陽極では次の反応が起こる。

（陰極）　$Al^{3+}+3e^- \longrightarrow Al$

（陽極）　$2O^{2-}+C \longrightarrow CO_2+4e^-$

および

$$O^{2-}+C \longrightarrow CO+2e^-$$

Al 1080kgの物質量は

$$\dfrac{1080×10^3}{27}=4.0×10^4\,mol$$

陰極の反応式から，溶融塩電解に必要な電気量は，

$$4.0×10^4×3×9.65×10^4=115.8×10^8≒1.2×10^{10}\,C$$

問18 得られたCO_2の物質量をx〔mol〕とおくと，COの物質量は$4x$〔mol〕なので，

$$x+4x=\dfrac{4.48×10^3}{22.4}=200$$

$$x=40\,mol$$

よって，放出される e^- の物質量は $4x+8x=480\,\mathrm{mol}$
この e^- を Al^{3+} が受け取るので，生成する Al の質量は，

$$480 \times \frac{1}{3} \times 27 = 4320\,\mathrm{g}$$

5

〔解答〕

問 19　(2)
問 20　問題削除
問 21　(6)

〔出題者が求めたポイント〕

錯イオン，金属イオンの系統分離

〔解答のプロセス〕

問 19　Ag^+ は直線型，Cu^{2+} は正方形，Zn^{2+} は正四面体，Fe^{3+} は正八面体の錯イオンを形成する。テトラアンミン銅(II)イオン $[Cu(NH_3)_4]^{2+}$ は深青色である。

問 21

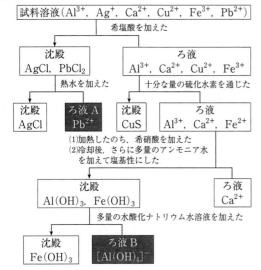

6

〔解答〕

問 22　(4)
問 23　(5)
問 24　(7)
問 25　(5)

〔出題者が求めたポイント〕

元素分析，油脂の加水分解，アルコールの性質，有機化合物の構造分析

〔解答のプロセス〕

問 22　求める組成式を $C_xH_yO_z$ とすると，

$$x:y:z = \frac{49.3}{12} : \frac{6.9}{1.0} : \frac{43.8}{16} = 4.11 : 6.9 : 2.74$$
$$= 3:5:2$$

したがって，この有機化合物の組成式は，$C_3H_5O_2$ である。

問 23　化合物 A, B, C はエステルで分子量が 200 以下なので，分子式は，$C_6H_{10}O_4$ と決まる。

化合物 A と B の加水分解では 1：2 でアルコールとカルボン酸を生じるので，C 数が 2 の 2 価アルコールに C 数が 2 のカルボン酸 2 分子がエステル化したもの(①)，C 数が 4 の 2 価アルコールに C 数が 1 のカルボン酸 2 分子がエステル化したもの(②)のいずれかである。6. よりアルコール発酵で得られるアルコールはエタノールなので，化合物 G は酢酸となり，化合物 B は前述の①と決まる。

$$CH_3\text{-}CH_2\text{-}OH \underset{\text{酸化}}{\longrightarrow} CH_3\text{-}\underset{\substack{\|\\O}}{C}\text{-}H \underset{\text{酸化}}{\longrightarrow} CH_3\text{-}\underset{\substack{\|\\O}}{C}\text{-}OH$$

化合物 H　　　　　化合物 J　　　　　化合物 G

$$HO\text{-}CH_2\text{-}CH_2\text{-}OH + 2CH_3COOH$$

化合物 F　　　　　化合物 G

$$\longrightarrow CH_3\text{-}\underset{\substack{\|\\O}}{C}\text{-}O\text{-}CH_2\text{-}CH_2\text{-}O\text{-}\underset{\substack{\|\\O}}{C}\text{-}CH_3 + 2H_2O$$

化合物 B

$$HO\text{-}CH_2\text{-}CH_2\text{-}CH_2\text{-}CH_2\text{-}OH + 2H\text{-}\underset{\substack{\|\\O}}{C}\text{-}OH$$

化合物 D　　　　　化合物 E

$$\longrightarrow H\text{-}\underset{\substack{\|\\O}}{C}\text{-}O\text{-}(CH_2)_4\text{-}O\text{-}\underset{\substack{\|\\O}}{C}\text{-}H + 2H_2O$$

化合物 A

(a)　(誤)油脂の成分のアルコールは，グリセリン(1, 2, 3-プロパントリオール)である。

(c)　(誤)C が少なく，分子中のヒドロキシ基の数が多いほど水に溶けやすい。

(d)　(正)アルコールは金属 Na と反応して水素を発生する。

問 24 (a)　(正)カルボン酸は炭酸よりも強い酸なので，炭酸水素ナトリウムと反応して，二酸化炭素を生じる。

(b)　(正)化合物 E, J ともにアルデヒド基をもつので銀鏡反応を示す。

(c)　正

(d)　(誤)ニンヒドリン反応は，アミノ酸やタンパク質中の $-NH_2$ の検出に利用される。

問 25　分子中にヒドロキシ基をもつカルボン酸をヒドロキシ酸という。また，ヒドロキシ酸 I の炭素数は 3 であるので，(5)と(6)が該当する。化合物 C は不斉炭素原子を含まないので，(5)が適する。

平成31年度

問 題 と 解 答

英 語

問題
(60分)

31年度

問1～問50の解答を，指定された解答欄にマークせよ。

【 1 】次の英文を読んで，問1～問18に答えよ。番号①～⑥はパラグラフを示す。

(36点)

① It had been a long week—by anyone's definition. My wife and I had recently separated after 17 years of marriage. I had moved into an efficiency apartment, less than a tenth the size of my house, (1   ) I was learning, slowly, to entertain my two children.

② The last person on my schedule that week was a new patient named Walter Johnson. I took his *chart from the nurse and called for "Mr Johnson." In the waiting room, a woman gave her little boy a *bewildered look.

"[A   ]" the woman said, pointing to her son.

"I'm Dr Lynn. Happy to meet you. [B   ]" I explained as I shook the boy's hand. I led mother and son to the examining room, where Walter began to climb on and off the examination table (2   ) it were a jungle gym. The paper on the table *crinkled with each of movements.

"[C   ]" his mother said, then turned to me. "Doctors make him nervous."

"Me too," I replied. "[D   ]"

He smiled and waved five fingers at me. Young children always love to be mistaken for older, a fact I take advantage of to build *rapport with them.

(*注　chart：カルテ　　　bewildered：困ったような　　　crinkle：かさかさと音を立てる　　　rapport：信頼関係)

③ Walter continued to explore the room. He pulled the blood pressure *cuff off the wall, then inspected the *stack of fresh gowns in the cabinet.

"Walter looks pretty vigorous to me," I observed. "[E   ]"

His mother explained that Walter had been having knee pain for two years, worse in the mornings and at bedtime, and she's noticed some *swelling and warmth in both knees recently. He didn't have any other symptoms and *ibuprofen seemed to relieve his discomfort.

(*注　cuff：血圧計で上腕に巻き膨らませる布　　　stack：積み重ねたもの
swelling：腫_はれ　　　ibuprofen：イブプロフェン（解熱鎮痛剤））

④ (A) (　　　) (　　　) (ア) (　　　) (　　　) (イ) (　　　) for me, but I did,
probably for his mother's benefit, *coax him onto the table.　　All of his joints moved
well without *tenderness, and his knees, if anything, were a little *ticklish.

　　I explained to his mother that Walter probably had a mild case of *pauciarticular
*juvenile rheumatoid arthritis and that his pain and swelling would gradually
improve without any lasting damage to the joints.　　I recommended that he take
ibuprofen daily.　(B) I considered (　　　) (ウ) (　　　) for (　　　), but (　　　)
(　　　) (　　　) (エ) (　　　) exercise.　　I finished, asking his mother to have
an *ophthalmologist examine Walter's eyes for the subtle *inflammation that can
occur in a small number of children with this condition.

(*注　coax：おだてて〜させる　　　tenderness：触った時の痛み　　　ticklish：こそば
ゆい　　　pauciarticular：小関節の　　　juvenile rheumatoid arthritis：若年性関節リ
ウマチ　　　ophthalmologist：眼科医　　　inflammation：炎症)

⑤ "[　　　　F　　　　]" the mother asked.

　　"Sure," I replied through tightly smiling lips.　　Being asked to repeat my
discussion was a little like approaching the finish line at the end of the mile run and
being told by the coach to *sprint another *lap.　　I sent Walter to bring back ＜　　＞
from the waiting room.

　　I told the whole family about juvenile rheumatoid arthritis, and I described how
the tests done by their family physician helped to rule out other possible causes of
Walter's arthritis.　　Midway through the discussion, I felt two little hands rubbing
my tight *shoulder girdle and upper back.　　I wasn't sure (　3　) I should accept
a massage from a patient, but it felt good, so I continued talking.

(*注　sprint：〜を全速力で走る　　　lap：一周　　　shoulder girdle：肩甲骨のあたり)

⑥ His parents smiled, then laughed.

　　"I've never seen Walter ┃ take to ┃ anybody like this," his mother declared.

"[G   ]"

Hearing his name, Walter became self-conscious and began to pace the room again. I told his father that his son's knees would gradually improve, and I rose from my stool.

"[H   ]" his father asked.

"Every Friday afternoon would be great.   But an appointment in six months will be just fine."

問1～問8：本文中の [A   ] ～ [H   ] に入れるべき最も適切な表現を次から選べ。各表現は一回ずつ使用せよ。

1. He never scratches our backs.
2. Calm down, Walter,
3. Can I have my husband in to hear this too?
4. When do you want to see Walter again?
5. This is Walter,
6. Walter, how old are you?   I'll bet you're 10 or 11.
7. What's he doing in an *arthritis specialist's office?
8. I guess I was expecting an older gentleman,
(*注   arthritis：関節炎)

問1： [A   ] に入れるべき表現はどれか。

マーク式解答欄　　1

問2： [B   ] に入れるべき表現はどれか。

マーク式解答欄　　2

問3： [C   ] に入れるべき表現はどれか。

マーク式解答欄　　3

問4： [D   ] に入れるべき表現はどれか。

マーク式解答欄　　4

問5： [E   ] に入れるべき表現はどれか。

マーク式解答欄　　5

問6：[　　　　F　　　　] に入れるべき表現はどれか。

　　　　　　　　　　　　　　　　　　　　　　　マーク式解答欄　　6

問7：[　　　　G　　　　] に入れるべき表現はどれか。

　　　　　　　　　　　　　　　　　　　　　　　マーク式解答欄　　7

問8：[　　　　H　　　　] に入れるべき表現はどれか。

　　　　　　　　　　　　　　　　　　　　　　　マーク式解答欄　　8

問9〜問11：英文中の（　1　）〜（　3　）に入れるべき最も適切な語（句）を次から選べ。各語（句）は1回ずつ使用せよ。

　　1. as if　　　　2. where　　　　3. whether

問9：（　1　）に入れるべき語（句）はどれか。

　　　　　　　　　　　　　　　　　　　　　　　マーク式解答欄　　9

問10：（　2　）に入れるべき語（句）はどれか。

　　　　　　　　　　　　　　　　　　　　　　　マーク式解答欄　10

問11：（　3　）に入れるべき語（句）はどれか。

　　　　　　　　　　　　　　　　　　　　　　　マーク式解答欄　11

問12〜問15：第④パラグラフ中の下線部(A)と下線部(B)が，次の各日本語に相当する英文となるように，最も適切な語（句）をそれぞれの選択肢から選んで文中のすべての（　　　）を埋めるとき，（　ア　）〜（　エ　）に入れるべき語（句）はどれか。各語（句）の番号を答えよ。各語（句）は1回ずつ使用せよ。

(A)（　　　）（　　　）（　ア　）（　　　）（　　　）（　イ　）（　　　）for me,

「私にとってウォルターが部屋を歩きまわるのを見るだけで，検査には十分だった」

1. an examination　　2. enough of　　　3. the room
4. walk around　　　5. Walter　　　　　6. was　　　　7. watching

(B) I considered (　　　)（　ウ　）(　　　) for (　　　), but (　　　)(　　　)
(　　　)（　エ　）(　　　) exercise.

「私は彼（ウォルター）に彼の膝のための特別な運動を教えようかと考えた
が，この子にはこれ以上の運動は必要なかった。」

1. did 　　　　 2. him 　　　　 3. his knees 　　 4. more 　　　 5. need

6. not 　　　 7. special exercises 　　　　 8. teaching 　　 9. this kid

問１２：（　ア　）に入れるべき語（句）はどれか。

マーク式解答欄　１２

問１３：（　イ　）に入れるべき語（句）はどれか。

マーク式解答欄　１３

問１４：（　ウ　）に入れるべき語（句）はどれか。

マーク式解答欄　１４

問１５：（　エ　）に入れるべき語（句）はどれか。

マーク式解答欄　１５

問１６：第⑤パラグラフ中の ＜　　　＞ に入れるべき最も適切な語句を次から選べ。

1. a new patient 　　 2. his father 　　　 3. the coach 　　　 4. the nurse

マーク式解答欄　１６

問１７：第⑥パラグラフ中の take to の意味として最も適切なものを次から選べ。

1. start crying

2. start hating

3. start laughing

4. start liking

マーク式解答欄　１７

問18：本文の内容と一致しているものを次から1つ選べ。

1. ウォルターは年齢を間違われて悲しかった。
2. ウォルターは両親の肩もみをよくする。
3. リン先生はウォルターの症状はよくならないといった。
4. リン先生はウォルターのお母さんに眼科医に彼の眼を診てもらうように勧めた。
5. リン先生はウォルターのマッサージを受け入れなかった。

マーク式解答欄 18

（出典：John T. Lynn Ⅲ．"Friday Afternoon." *A Piece of My Mind*.）

【 2 】次の英文は 2017 年に書かれた新聞記事である。これを読んで，**問１９～問４０**に答えよ。番号①～⑤はパラグラフを示す。　　　　　　（４４点）

① The first physical bookstore in Manhattan for online giant Amazon launched in late May.　The downtown shop *buzzed with customers even though they could have shopped online from their homes and had their books (　　A　　) instead. People seemed to enjoy looking at and holding books, and were even happy to *lug them home.　The number of independent bookstores in the United States is increasing and sales are generally healthy, so it seems people still enjoy shopping at actual bookstores.

(*注　buzz with … : ～でざわつく　　lug : 苦労して運ぶ)

② After one major U.S. bookstore chain, Borders, closed its doors a while back, some localities found themselves with no bookstores at all.　One *neighborhood association in Fort Greene, Brooklyn, surveyed its community and (　　B　　). Soon afterward, the association came across Jessica Bagnulo and Rebecca Fitting, (bookstore; opening; dreamed; who; women; a; of) and had a well thought out business plan.　With the community's financial help and other support, Greenlight Bookstore opened its doors in Fort Greene in 2009.　Not only has it become a success in that neighborhood, Greenlight has since opened a second store in a nearby ⌐residential¬ area as well.

(*注　neighborhood association : 町内会)

③ Many independent bookstores like Greenlight understand that intimate engagement with the local community is ⌐critical¬ for their success.　From a bright *foyer opening onto a busy, but casual, shopping street, Greenlight staff members welcome customers with friendly greetings, often calling people by their first names.　The store seems to serve as a cultural center for the community. [　　C　　].　"Events are held almost every day in our stores," Fitting said. These include book launches with authors, discussion panels, local author talks and story times for kids.　Besides *enticements within the store, such as event *fliers with the shop's ⌐distinctive¬ logo in green, Greenlight has also built up a mailing list of over 22,000 customers who receive monthly newsletters. "I don't think people shop here for price," Fitting said. People like the store because they can be comfortable *browsing while being culturally stimulated at the same time. [D   ], simply by *perusing the *engaging displays. This *zeal for books inevitably leads people to the "Staff *Picks" shelf where the books are 15 percent off. (*注　foyer：ロビー　enticements：誘惑するもの　fliers：宣伝用ちらし browse：（商品を）見て歩く　peruse：ざっと読む　engaging：人を引き付ける zeal：熱意　picks：特選書)

④ "I don't know why, but after age 40 (1   ) with customers became less imperative for me than before," said mid-40s Sarah McNally, the Canadian-born owner of the bookstore, McNally Jackson Books, in Soho. Her success as an independent bookseller may be tied to her emphasis on "*localism." Soho has become one of the *coolest neighborhoods in Manhattan, and home to many trendy, *upscale shops. As Soho attracts internationally *minded people, so does the bookstore. As McNally pointed out, "Our customers are from all over." Books for the store are evaluated and selected to reflect the cultural diversity and interests of the community. For example, the "Syrian *Lit" sign might catch your eye while browsing. Syrian literature sounds unique and timely, so you might buy one or two books to *better your (2   ) of today's world. Likewise, the "New & *Noteworthy History & Politics" shelf may also impress you with its geographically and *chronologically extensive coverage. McNally said, "It is important to show what is (3   ) now in the world." Fortunately, customers do seem to get it, and they enjoy discovering new interests in her store. (*注　localism：地域主義　cool：素敵な　upscale：高級志向の　minded： 関心のある　Lit = literature　better = improve　noteworthy：注目に値する chronologically：年代順に)

⑤ No matter what your cultural background is and what your interests are, your mind will drift among the shelves in this 6,000 *sq. foot (about 560 sq. meters) bookstore established in 2004. It's not a huge store, but after (4   ) for the first two or three years, McNally Jackson Books has attained one of the highest per square-foot sales figures in the U.S.   Another reason for this success is that their staff is as serious about customer service as it is about book selections.   They'll do book searches for you, and it's easy to imagine how grateful customers must feel when their longed-for books are found.   With these services, the store has gained a number of return customers.

(*注　sq. = square)

問１９：第①パラグラフ中の（　　A　　）に入れるべき最も適切な語（句）を次から選べ。

　　1. be delivered　　　2. delivered　　　3. delivering　　　4. to deliver

マーク式解答欄　１９

問２０：第②パラグラフ中の（　　　B　　　）に入れるべき最も適切な表現を次から選べ。

　　1. decided to import several more foreign magazines
　　2. found that people missed bookstores most of all
　　3. realized how important it is to attract tourists
　　4. tried to solve the long-term health problems

マーク式解答欄　２０

問２１：第②パラグラフ中の下線部 (bookstore; opening; dreamed; who; women; a; of) に与えられた語（セミコロンで区切られている）を最も適切な語順に並べ替えるとき，（　　　　　　）の中で前から３番目に来る語は次のどれか。

　　1. bookstore　　　2. opening　　　3. dreamed
　　4. who　　　5. women　　6. a　　　7. of

マーク式解答欄　２１

問２２：第②パラグラフ中の | residential | の最も適切な意味を次から選べ。

  1. fit for producing crops

  2. having inconvenient transportation

  3. having to do with education

  4. suitable for private houses   マーク式解答欄２２

問２３～問２４：第③パラグラフ中の | critical | , | distinctive | の各語とほぼ同じ意味を有し，置き換えが可能な最も適切な語を次から１語ずつ選べ。

1. characteristic	2. decisive	3. frequent
4. harmful	5. peripheral	6. reverse

  問２３： | critical | との置き換えが可能な語はどれか。   マーク式解答欄 ２３

  問２４： | distinctive | との置き換えが可能な語はどれか。   マーク式解答欄 ２４

問２５～問２７：第③パラグラフ中の ［   C   ］ 全体が次の日本語に相当する英文になるように，最も適切な語を下から選んで文中のすべての（   ）を埋めるとき，（ C-1 ）~（ C-3 ）に入れるべき語はどれか。各語は１回ずつ使用せよ。

「関連書籍の展示をともなう店内イベントの案内掲示は無視できない」

Signs （ C-1 ）（   ）（   ） with （ C-2 ） book （   ）（   ）
（ C-3 ）（   ） miss

1. announcing	2. are	3. displays	4. events
5. hard	6. related	7. store	8. to

  問２５：（ C-1 ）に入れるべき語はどれか。   マーク式解答欄 ２５

  問２６：（ C-2 ）に入れるべき語はどれか。   マーク式解答欄 ２６

  問２７：（ C-3 ）に入れるべき語はどれか。   マーク式解答欄 ２７

問２８～問３０：第③パラグラフ中の [　　　D　　　] 全体が次の日本語に相当する英文になるように，最も適切な語を下から選んで文中のすべての（　　　）を埋めるとき，（　D-1　）～（　D-3　）に入れるべき語はどれか。各語は１回ずつ使用せよ。

「自分たちが興味を持つとは全く想像もしなかった本を知ることに，
客たちはわくわくするのだ」

Customers （　　　　　）（　D-1　）（　　　　　） acquaint themselves with
（　　　　　） they never （　D-2　） they （　　　　　）（　D-3　）（　　　　　） in

| 1. are | 2. be | 3. books | 4. excited |
| 5. imagined | 6. interested | 7. to | 8. would |

問２８：（　D-1　）に入れるべき語はどれか。　　　　マーク式解答欄　２８

問２９：（　D-2　）に入れるべき語はどれか。　　　　マーク式解答欄　２９

問３０：（　D-3　）に入れるべき語はどれか。　　　　マーク式解答欄　３０

問３１：次の英文が第②～第③パラグラフの内容と一致するように，英文中の（　　　　　　　）に下から最も適切なものを選べ。

Greenlight Bookstore （　　　　　　　）.

1. is an online shopping site whose customers are automatically added to the mailing list
2. has recently combined with the big U.S. company, Borders
3. is located in a crowded but casual shopping street in Fort Green
4. was opened by Jessica Bagnulo and Rebecca Fitting in late May 2017

マーク式解答欄　３１

問３２〜問３５:第④〜⑤パラグラフ中の（　　1　　）〜（　　4　　）に入れるべき最も適切な語を次から選べ。各語は１回ずつ使用せよ。

| 1. chatting | 2. happening | 3. struggling | 4. understanding |

問３２：（　　1　　）に入れるべき語はどれか。　　マーク式解答欄　３２

問３３：（　　2　　）に入れるべき語はどれか。　　マーク式解答欄　３３

問３４：（　　3　　）に入れるべき語はどれか。　　マーク式解答欄　３４

問３５：（　　4　　）に入れるべき語はどれか。　　マーク式解答欄　３５

問３６：第④パラグラフ中の emphasis の意味に最も近い語を次から選べ。

1. belief　　　　2. intention　　　3. potential　　　4. stress

マーク式解答欄　３６

問３７：第④パラグラフ中の diversity の意味に最も近い語を次から選べ。

1. perspective　　2. standard　　　3. tendency　　　4. variety

マーク式解答欄　３７

問３８：次の英文が第④〜第⑤パラグラフの内容と一致するように，英文中の（　　　　　　）に下から最も適切なものを選べ。

McNally Jackson Books (　　　　　　).

1. attracts those people who are willing to enlarge their views
2. is equipped with computers so that customers can order books by themselves
3. is owned by a middle-aged Syrian woman
4. was opened in an area where people have prejudice against foreigners

マーク式解答欄　３８

問３９：本文中に出てくる次の語のうち，下線部の発音が他の３語と異なる語を選べ。

1. comfort<u>a</u>ble　　2. eng<u>a</u>gement　　3. gr<u>a</u>teful　　4. stimul<u>a</u>te

マーク式解答欄　３９

問４０：本文の内容と一致しているものを次から１つ選べ。

1. Customers at Greenlight Bookstore are often greeted with their first names.
2. Jessica Bagnulo is one of the local customers who shop books at Greenlight Bookstore.
3. Sarah McNally's bookstore has attracted only Canadian customers.
4. Syrian literature books are always 15 percent off at McNally Jackson Books.

マーク式解答欄　４０

（出典：Emi Oshima. "Independent Bookstores Flourish in Hip Big Apple." *Asahi Weekly*.）

【 3 】次の英文は旅行で使える英語表現について解説したものである。これを読んで，問41〜問50に答えよ。　　　　　　　　　　　　　　（20点）

With your map in hand, you can set out to see a city.　Occasionally you may have to ask directions like these:

> ・Can you tell me where Crescent Park is?
> Do you know where the train station is?
> Will this street (　1　) me to the art museum?
> Where is the nearest subway station?
> Is there a bus stop near here?

Sometimes the replies are easy to understand:

> Go straight ahead.
> Turn right at the next corner.
> Go left at the *intersection.
> Two *blocks ahead.　You can't (　2　) it.
> Turn at the third traffic light on your left.

But sometimes replies are rather difficult to understand.　Bus stops, in particular, are sometimes a problem to (　3　).　Many streets only (　4　) one-way traffic.　So the bus comes down one street and goes back on another.　If the streets are "parallel," the conversation may (　5　) like this:

> *Traveler*: Excuse me.　Can you tell me where the bus stop is?
> *Resident*: What bus do you want to get?
> *T*: The bus for downtown.　[　　A　　].
> *R*: That's Bus Number Two. You have to go one block over.　Get it on the street parallel to this.
> *T*: Excuse me.　[　　B　　].　What does "one block over" mean?
> *R*: Cross the street and turn at the corner.　Go down that side street for one

block. [C   ] parallel to this one.

T: I see.

R: The traffic on that street goes in the opposite direction. You can get a bus for down town on that street. [D   ].

T: Thanks very much. [E   ], right?

R: Right.

(*注　intersection：交差点　　blocks：(市街地の通りに囲まれた) 街区，ブロック)

問４１～問４５：本文中の（　１　）～（　５　）に入れるべき最も適切な語を次から選べ。各語は１回ずつ使用せよ。

   1. allow   2. find   3. miss   4. sound   5. take

問４１：（　１　）に入れるべき語はどれか。   マーク式解答欄 ４１

問４２：（　２　）に入れるべき語はどれか。   マーク式解答欄 ４２

問４３：（　３　）に入れるべき語はどれか。   マーク式解答欄 ４３

問４４：（　４　）に入れるべき語はどれか。   マーク式解答欄 ４４

問４５：（　５　）に入れるべき語はどれか。   マーク式解答欄 ４５

問４６～問５０：本文中の[A   ]～[E   ]に入れるべき最も適切な表現を次から選べ。各表現は１回ずつ使用せよ。

   1. I don't understand

   2. I don't know the number

   3. The bus stop is in front of the bank

   4. You said Bus Number Two

   5. You will come out on the street

問４６： ［　　　A　　　］ に入れるべき語はどれか。　　　マーク式解答欄 ４６

問４７： ［　　　B　　　］ に入れるべき語はどれか。　　　マーク式解答欄 ４７

問４８： ［　　　C　　　］ に入れるべき語はどれか。　　　マーク式解答欄 ４８

問４９： ［　　　D　　　］ に入れるべき語はどれか。　　　マーク式解答欄 ４９

問５０： ［　　　E　　　］ に入れるべき語はどれか。　　　マーク式解答欄 ５０

（出典：Richard T. Goodman　『続・旅行者のための英語ハンドブック』）

『以　上』

化 学

問題
(60分)

31年度

問1～問25の解答を，指定された解答欄にマークせよ。

必要があれば，次の数値を用いよ。

原子量： $H = 1.0$, $C = 12$, $N = 14$, $O = 16$, $Na = 23$
アボガドロ定数： 6.02×10^{23} /mol
気体定数： 8.3×10^{3} Pa·L/(K·mol)
セルシウス温度目盛りのゼロ点 $0 \,°C$ ： $273 \,K$
標準状態： $0 \,°C$, 1.013×10^{5} Pa

$\boxed{1}$ 　次の問い（**問1～問4**）に答えよ。　　　　　　　　（19点）

問1　メタン CH_4，アンモニア NH_3，水 H_2O，二酸化炭素 CO_2 の分子の形および極性に関する次の記述のうち，正しいもののみをすべて含む組み合わせはどれか。

$\boxed{\text{マーク式解答欄　1}}$

(a) CH_4 は正方形の無極性分子である。

(b) NH_3 は三角すい形の極性分子である。

(c) H_2O は直線形の無極性分子である。

(d) CO_2 は折れ線形の極性分子である。

(1) [(a)]　　　　(2) [(b)]　　　　(3) [(c)]
(4) [(d)]　　　　(5) [(a), (b)]　　(6) [(a), (c)]
(7) [(a), (d)]　　(8) [(b), (c)]　　(9) [(b), (d)]
(10) [(c), (d)]

問2 金属の単体または化合物に関する次の記述のうち，正しいもののみをすべて含む組み合わせはどれか。

マーク式解答欄 2

(a) $BaSO_4$ と $Ba(OH)_2$ はいずれも水に溶けにくい。
(b) Ca は水と反応して塩基性の化合物を生じる。
(c) Cu は硝酸と反応して水素を発生しながら溶ける。
(d) $KMnO_4$ は強い酸化作用を示し，過剰のアルケンと反応させると過マンガン酸イオンの赤紫色が消失する。

(1) [(a), (b)]　　(2) [(a), (c)]　　(3) [(a), (d)]
(4) [(b), (c)]　　(5) [(b), (d)]　　(6) [(c), (d)]
(7) [(a), (b), (c)]　(8) [(a), (b), (d)]　(9) [(a), (c), (d)]
(10) [(b), (c), (d)]

問3 27℃ で空気 20 g を 16 L の密閉容器に詰めた。この容器内の酸素の分圧 〔Pa〕 として最も近い数値はどれか。ただし，空気はモル分率として窒素 80 %，酸素 20 % からなる混合気体とし，理想気体としてふるまうものとする。

マーク式解答欄 3

(1) 1.1×10^4　　(2) 2.2×10^4　　(3) 4.4×10^4
(4) 6.6×10^4　　(5) 8.8×10^4　　(6) 1.1×10^5
(7) 2.2×10^5　　(8) 4.4×10^5　　(9) 6.6×10^5
(10) 8.8×10^5

問 4　下図の実線**ア**は，2 種類の仮想の 2 原子分子 A_2 と B_2 の反応のエネルギー変化を示している。

$$A_2 \text{（気）} + B_2 \text{（気）} \rightarrow 2\,AB \text{（気）}$$

次の記述のうち，正しいもののみをすべて含む組み合わせはどれか。

マーク式解答欄　**4**

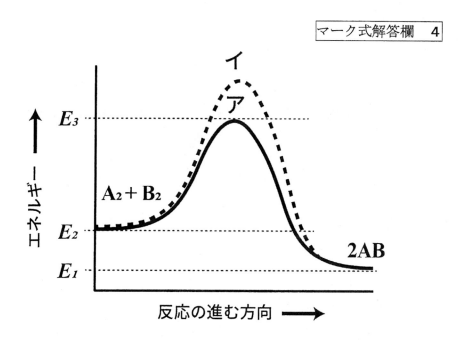

(a) 実線**ア**で示される反応の活性化エネルギー〔kJ/mol〕は $E_3 - E_1$ で表される。

(b) AB の生成熱〔kJ/mol〕は $\dfrac{E_2 - E_1}{2}$ で表される。

(c) 触媒を加えると，破線**イ**で表される経路で反応が進む。

(d) 触媒を加えると，反応熱は小さくなる。

(1)　[(a)]　　　　　(2)　[(b)]　　　　　(3)　[(c)]

(4)　[(d)]　　　　　(5)　[(a), (b)]　　　(6)　[(a), (c)]

(7)　[(a), (d)]　　(8)　[(b), (c)]　　　(9)　[(b), (d)]

(10)　[(c), (d)]

2 次の問い（**問5～問7**）に答えよ。 （16点）

問5 シス-トランス異性体（幾何異性体）や鏡像異性体（光学異性体）のように，原子の結合の順序は同じであるが，立体構造が異なる異性体を立体異性体という。下記の化合物には何種類の立体異性体が存在するか。

マーク式解答欄 **5**

$$CH_3-\underset{\underset{CH_3}{|}}{CH}-(CH_2)_3-\underset{\underset{CH_3}{|}}{CH}-(CH_2)_3-\underset{\overset{CH_3}{|}}{C}=CH-(CH_2)_2-\underset{\overset{CH_3}{|}}{C}=CH-CH_2OH$$

(1) 2   (2) 3   (3) 4
(4) 5   (5) 6   (6) 7
(7) 8   (8) 9   (9) 10

問6 ベンゼンに関する次の記述のうち，正しいもののみをすべて含む組み合わせはどれか。

マーク式解答欄 **6**

(a) 常温・常圧で液体であり，特有のにおいをもつ。
(b) 臭素水を加えると，臭素水の色がすぐに消える。
(c) 1つの分子中のすべての原子は，同一平面上にある。
(d) 炭素原子間の結合距離はすべて同等で，エチレンの炭素原子間の結合距離より短い。

(1) [(a), (b)]   (2) [(a), (c)]   (3) [(a), (d)]
(4) [(b), (c)]   (5) [(b), (d)]   (6) [(c), (d)]
(7) [(a), (b), (c)]   (8) [(a), (b), (d)]   (9) [(a), (c), (d)]
(10) [(b), (c), (d)]

問 7　構成酸がリノール酸 (C$_{17}$H$_{31}$COOH) のみからなる油脂 **32.7 g** に完全に水素 H$_2$ を付加して，構成酸が飽和脂肪酸であるステアリン酸のみからなる油脂に変換した。このとき，必要な水素 H$_2$ の標準状態における体積〔L〕はいくらか。最も近い値を選べ。ただし，水素は理想気体としてふるまうものとする。

マーク式解答欄　7

(1)　1.67　　　　(2)　2.36　　　　(3)　2.50

(4)　4.72　　　　(5)　5.01　　　　(6)　5.23

(7)　7.07　　　　(8)　7.51　　　　(9)　7.85

3 次の記述を読んで，問い（**問8〜問12**）に答えよ。 （23点）

　純物質の状態は，その物質がおかれている温度と圧力で決まる。**図1**は水 H_2O の状態図で，温度と圧力によって H_2O がどのような状態になるかを示している。領域①，②，③では固体，液体，気体のいずれかの状態をとる。**図2**は，大気圧 $1.0 \times 10^5\,Pa$ の下で，H_2O（固）を加熱して単位時間当たり一定の熱量を与えていったときの加熱時間と H_2O の温度との関係を示す。

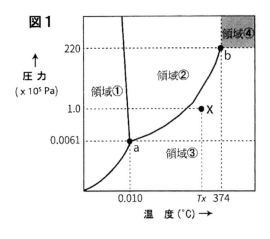

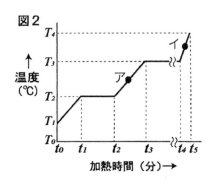

問9　図1の点 **X** で表される状態の H_2O を，圧力を $1.0 \times 10^5\,Pa$ に保ったまま温度をゆっくりと下げていったときの体積変化を表すグラフとして適切なものはどれか。ただし，4 °C での H_2O の密度は $0.999973\,g/mL$，0 °C の H_2O では $0.999841\,g/mL$ であり，点 **X** の温度 T_X は $100\,°C < T_X < 150\,°C$ とし，容器内に H_2O 以外の物質は存在しないものとする。

マーク式解答欄　9

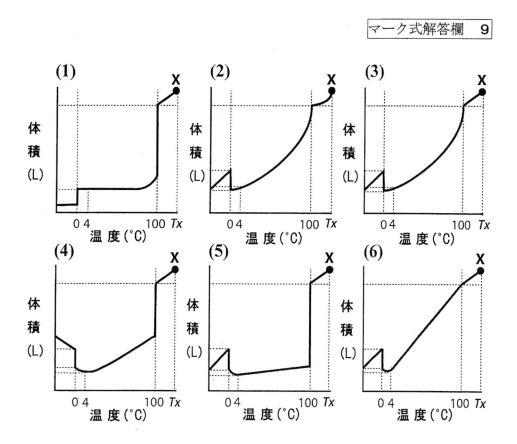

問１０ ある温度および圧力で，H_2O の状態を**図１**の領域②から領域③に変化させたとき，**45 kJ/mol** の熱量が必要であった。同じ温度と圧力で領域②の状態の H_2O **1.0 g** をすべて領域③の状態に変化させるために必要な熱量〔**kJ**〕に最も近いものはどれか。

マーク式解答欄 １０

(1) 1.0	(2) 1.5	(3) 2.0	(4) 2.5
(5) 3.0	(6) 3.5	(7) 4.0	(8) 4.5

問１１ **図２**の点**ア**と点**イ**の状態は，**図１**の領域①〜④のうち，どれに相当するか。正しい組み合わせはどれか。

マーク式解答欄 １１

	点ア	点イ
(1)	領域①	領域②
(2)	領域①	領域③
(3)	領域①	領域④
(4)	領域②	領域①
(5)	領域②	領域③
(6)	領域②	領域④
(7)	領域③	領域①
(8)	領域③	領域②
(9)	領域③	領域④

問12　大気圧 1.0×10^5 Pa の下で，1 g の氷を融解させるのに，1 分間あたり y 〔kJ〕の熱を加える必要があったとする。図2をもとに融解熱〔kJ/mol〕を表す式を作成するとき，適切なものはどれか。

マーク式解答欄　12

(1)　$y(t_1 - t_0)$

(2)　$y(t_2 - t_1)$

(3)　$18y(T_1 - T_0)$

(4)　$18y(t_1 - t_0)$

(5)　$18y(T_2 - T_1)$

(6)　$18y(t_2 - t_1)$

(7)　$18y(T_4 - T_3)$

(8)　$18y(t_4 - t_3)$

(9)　$\dfrac{y(t_1 - t_0)}{18}$

(10)　$\dfrac{y(t_2 - t_1)}{18}$

4 次の記述を読んで，問い（**問13〜問16**）に答えよ。（２２点）

水酸化ナトリウムの固体を純水に溶かして，中和滴定に用いる標準溶液（溶液 **X** とする）をつくった。溶液 **X** の正確な濃度を求めるために，以下の実験を行った。

操作 I：純粋なシュウ酸二水和物を正確に **1.26 g** はかりとり，少量の純水に溶かして器具 **A** に完全に移し，さらに純水を加えて全量を正確に **200 mL** にした。なおシュウ酸は示性式 **HOOC-COOH** で表される **2** 価のカルボン酸である。

操作 II：操作 **I** で得られた水溶液 **10.0 mL** を器具 **B** を用いて正確にコニカルビーカーに移し，適切な指示薬を加えた。

操作 III：溶液 **X** をビュレットに入れて液面の目盛りを **0** 〔mL〕に合わせたのち，コニカルビーカー内の水溶液へ滴下した。指示薬が変色したところで滴下を止めて目盛りを読むと，**19.40** 〔mL〕であった。

問13 器具 **A**，**B** として適切なものが下図に含まれている。正しい組み合わせはどれか。

マーク式解答欄 **13**

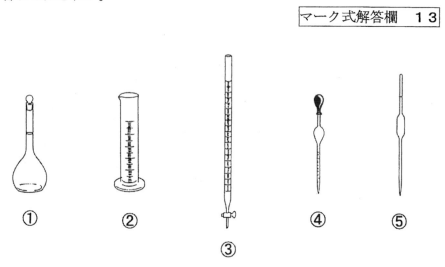

① ② ③ ④ ⑤

	A	B
(1)	①	②
(2)	①	④
(3)	①	⑤
(4)	②	③
(5)	②	④
(6)	②	⑤

問14 器具 A, B, コニカルビーカー, ビュレットのうち, 洗浄した直後でその内面が純水でぬれていてもそのまま使えるものの組み合わせとして適切なものはどれか。○は「使える」, ×は「使えない」を表す。

マーク式解答欄 14

	A	B	コニカルビーカー	ビュレット
(1)	○	○	○	○
(2)	○	×	○	×
(3)	○	×	×	×
(4)	×	○	○	○
(5)	×	○	×	○
(6)	×	×	○	×

問15　**操作 III** の下線部の状態を表す適切な図はどれか。ただし，図は
　　　ビュレットの一部を示し，短い目盛りは **0.1 mL** ごとに，長い目盛りは
　　　0.5 mL ごとに刻まれている。灰色で塗られた部分は標準溶液を，破線
　　　は標準溶液の曲面の上端を示す。

マーク式解答欄　**15**

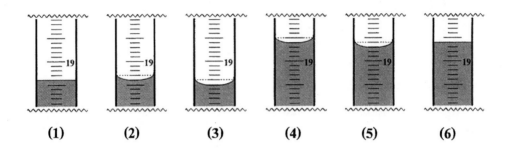

　　(1)　　　　(2)　　　　(3)　　　　(4)　　　　(5)　　　　(6)

問16　溶液 **X** の水酸化ナトリウム濃度〔**mol/L**〕として最も近いものは
　　　どれか。

マーク式解答欄　**16**

(1)　1.5×10^{-2}　　　(2)　2.6×10^{-2}　　　(3)　3.6×10^{-2}

(4)　5.2×10^{-2}　　　(5)　7.2×10^{-2}　　　(6)　1.0×10^{-1}

5   次の記述を読んで，問い（**問17〜問21**）に答えよ。（26点）

1. 化合物 **A**，**B**，**C** は，いずれも分子式 $C_9H_{10}O_2$ で表され，いずれもベンゼン環に 1 つの置換基をもつエステルである。

2. **A** を加水分解すると，化合物 **D** とベンゼン環をもつ化合物 **E** が生成した。**E** には鏡像異性体（光学異性体）が存在する。

3. **B** を加水分解すると，化合物 **F** とベンゼン環をもつ化合物 **G** が生成した。化合物 **F** はヨードホルム反応が陽性であった。

4. **C** を加水分解すると，化合物 **H** とベンゼン環をもつ化合物 **I** が生成した。化合物 **I** に塩化鉄(III)水溶液を加えると青〜赤紫色を呈した。

問17　化合物 **A** 150 mg を完全燃焼させたときに生成する水の質量〔mg〕として最も近い値はどれか。

マーク式解答欄　**17**

(1)　12　　　　　　(2)　15　　　　　　(3)　45
(4)　90　　　　　　(5)　120　　　　　(6)　135
(7)　150　　　　　(8)　180

問18　化合物 **D** として正しいものはどれか。

マーク式解答欄　**18**

(1)　メタノール　　　(2)　エタノール　　　(3)　1-プロパノール
(4)　2-プロパノール　(5)　ギ酸　　　　　(6)　酢酸
(7)　プロピオン酸　　(8)　乳酸

問19　化合物 E の構造異性体のうち，ベンゼン環に 3 つ置換基をもち塩化鉄(Ⅲ)水溶液によって青～赤紫色を呈するものは何種類存在するか。

マーク式解答欄　19

(1)　1　　　　　(2)　2　　　　　(3)　3
(4)　4　　　　　(5)　5　　　　　(6)　6
(7)　7　　　　　(8)　8　　　　　(9)　9

問20　化合物 E の構造異性体のうち，分子中にベンゼン環とエーテル結合をもつものは何種類存在するか。

マーク式解答欄　20

(1)　1　　　　　(2)　2　　　　　(3)　3
(4)　4　　　　　(5)　5　　　　　(6)　6
(7)　7　　　　　(8)　8　　　　　(9)　9

問２１ 化合物 **D〜I** に関する次の記述のうち, 正しいもののみをすべて含む組み合わせはどれか。

マーク式解答欄　２１

(a) **D〜I** の中で, ヨードホルム反応を示すものは **F** のみである。

(b) **D〜I** の中で, 銀鏡反応を示すものは存在しない。

(c) 炭酸水素ナトリウム水溶液に **G** と **H** をそれぞれ加えると, いずれも二酸化炭素が発生する。

(d) **I** の水溶液に臭素水を加えると, 白色沈殿が生じる。

(1) [(a), (b)]　　　**(2)** [(a), (c)]　　　**(3)** [(a), (d)]

(4) [(b), (c)]　　　**(5)** [(b), (d)]　　　**(6)** [(c), (d)]

(7) [(a), (b), (c)]　　**(8)** [(a), (b), (d)]　　**(9)** [(a), (c), (d)]

(10) [(b), (c), (d)]

6　次の記述を読んで，問い（**問22〜問25**）に答えよ。（１９点）

　下図に構造式を示した人工甘味料であるアスパルテームを塩酸で完全に加水分解したところ，アミノ酸 **A** と **B** が得られた。この水溶液の **pH** を **5.5** に調整し，この溶液に，アスパルテームを溶解してろ紙の中央部（下図の**ウ**の部分）に滴下し，**pH** が **5.5** の条件下で電気泳動を行った。電気泳動後のろ紙にニンヒドリン溶液を噴霧し加温したところ，下図の**ア〜オ**のうちの **3** か所の位置に呈色が観察された。アスパルテームの等電点は **5.2** であり，アミノ酸 **A** の等電点は **5.5** であった。

アスパルテームの構造

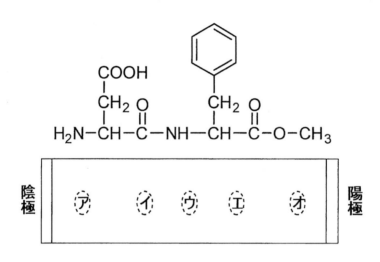

問22　電気泳動後のアミノ酸 **A** の位置として適切なものはどれか。ただし，**3** 種の化合物の移動距離は正確ではないが，移動の方向と移動距離の順番は正しいものとする。

マーク式解答欄　**22**

(1)　ア　　　　　(2)　イ　　　　　　(3)　ウ
(4)　エ　　　　　(5)　オ

問２３　電気泳動後のアミノ酸 **B** の位置として適切なものはどれか。ただし，**3** 種の化合物の移動距離は正確ではないが，移動の方向と移動距離の順番は正しいものとする。

マーク式解答欄　２３

(1)　ア　　　(2)　イ　　　(3)　ウ
(4)　エ　　　(5)　オ

問２４　アスパルテームに関する記述のうち，正しいもののみをすべて含む組み合わせはどれか。

マーク式解答欄　２４

(a) アスパルテームの水溶液に薄い水酸化ナトリウム水溶液と薄い硫酸銅(II)水溶液を少量加えると，赤紫色を呈する。
(b) アスパルテームの水溶液に濃硝酸を加えて加熱すると黄色になり，さらにアンモニア水を加えて塩基性にすると橙黄色になる。
(c) アスパルテームの水溶液にヨウ素ヨウ化カリウム水溶液を加えると，青紫色を呈する。
(d) アスパルテームを無水酢酸と完全に反応させると，ニンヒドリン溶液で呈色しなくなる。

(1)　[(a), (b)]　　　(2)　[(a), (c)]　　　(3)　[(a), (d)]
(4)　[(b), (c)]　　　(5)　[(b), (d)]　　　(6)　[(c), (d)]
(7)　[(a), (b), (c)]　(8)　[(a), (b), (d)]　(9)　[(a), (c), (d)]
(10)　[(b), (c), (d)]

問２５ アスパルテーム **294 mg** に含まれている窒素をすべてアンモニア **NH₃** に変化させ，完全に水に溶かして **10 mL** の水溶液とした。この水溶液の **pH** として最も近いものはどれか。ただし，**NH₃** の塩基の電離定数 $K_b = 2.0 \times 10^{-5}$ mol/L とし，水のイオン積 $K_w = 1.0 \times 10^{-14}$ (mol/L)² とする。必要ならば $\log_{10}2 = 0.30$，$\log_{10}3 = 0.48$ の値を用いよ。

マーク式解答欄　２５

(1)　10.30　　(2)　10.48　　(3)　11.00　　(4)　11.30

(5)　11.48　　(6)　12.00　　(7)　12.30　　(8)　12.48

『以　上』

英　語

解答

1

〔解答〕

問1	5	問2	8	問3	2
問4	6	問5	7	問6	3
問7	1	問8	4	問9	2
問10	1	問11	3	問12	4
問13	2	問14	2	問15	5
問16	2	問17	4	問18	4

〔出題者が求めたポイント〕

問1～問8

選択肢訳

1．彼は決して我々の背中をこすらない。

2．おちついて、ウォルター。

3．夫もここに呼んでこの話を聞かせていいですか。

4．今度いつウォルターを診察していただけますか。

5．これがウォルターです。

6．ウォルター、君は何歳かな。きっと10歳か11歳だと思うんだけど。

7．関節炎専門医のところでは、彼は何をしていますか。

8．もっと年長の方かと思ってました。

問9～問11

1．as if ～「あたかも～のように」。

2．where ここでは関係副詞。an efficiency apartment を修飾する。

3．whether ～「～かどうか」。

問12～問15　正解の英文

(A) watching Walter walk around the room was enough of an examination for me,

(B) I considered teaching him special exercise for his knees, but this kid did not need more exercise.

問16　「父親を呼んでもよいか」という母親の質問に答えてなので、his father が正解。

問17　take to ～「～を好きになる」なので、start liking が正解。

問18　④パラグラフの最終文に一致。

〔全訳〕

① 長い一週間だった — 誰の目から見ても。私と妻は最近、17年間の結婚の後、別居した。私は自分の家の10分の1以下大きさのワンルームマンションに引っ越し、そこで、徐々にではあるが、2人の子供を楽しませられるようになっていた。

② その週、最後の予約は、ウォルター・ジョンソンという名の新しい患者だった。私は看護師から彼のカルテを受け取り、「ジョンソンさん」と声をかけた。待合室で、女性は自分の小さな男の子に困ったような視線を向けていた。

女性は自分の息子を指さして「ウォルターです」と言っ

た。

「ドクター・リンです。こんにちは。もっと年長の方かと思ってました」。少年と握手をしながら私は釈明した。

私は母親と息子を診察室に案内したが、そこでウォルターは、まるでそれがジャングルジムであるかのように、診察台の上に乗ったり降りたりし始めた。彼が動くたびに、台の上の紙がかさかさと音を立てた。

「落ち着いて、ウォルター」と彼の母親は言って、私の方を向いた。「彼はお医者に会うと緊張するのです」。

「私もですよ」と私は答えた。「ウォルター、君は何歳かな。きっと10歳か11歳だと思うんだけど」。

彼は微笑み、私に向かって5本の指を振った。幼い子供はいつも、年上に間違われるのが大好きなのだ。このことを利用して私は子供たちと信頼関係を築くことにしている。

③ ウォルターは部屋の探索を続けた。彼は血圧計のカフを壁から引き離し、キャビネットの中の未使用のガウンの山を調べだした。

「私にはウォルターはかなり元気そうに見えますね」と私は言った。「関節炎専門医のところでは、彼は何をしていますか」。

母親は、ウォルターが2年間膝の痛みを感じていたこと、朝と就寝時に悪化すること、そして、最近両膝にいくらかの腫れと熱があることに気づいた、と説明した。他に症状はなく、イブプロフェンが彼の不快感を和らげているようだった。

④ 私にとってウォルターが部屋を歩きまわるのを見るだけで検査は十分だったが、おそらく母親のためになると思って、私は彼をおだてて診察台の上に乗せた。彼のすべての関節は触った時の痛みもなく、うまく動いていた。そして、彼の膝は、どちらかといえば、ちょっとこそばゆいだけだった。

私は彼の母親に、ウォルターはおそらく、軽症の小関節若年性関節リウマチであり、彼の痛みと腫れは関節に何らの永続的な損傷もなく、徐々に改善するだろうと説明した。私は彼が毎日イブプロフェンを服用することを薦めた。私は彼（ウォルター）に彼の膝のための特別な運動を教えようかと考えたが、この子にはこれ以上の運動は必要なかった。私は診察を終え、この症状の少数の子供に起こりうるかすかな炎症に関して、眼科医にウォルターの眼を診てもらうよう母親に話した。

⑤ 「夫もここに読んでこの話を聞かせていいですか」と母親は尋ねた。

「もちろん」。私は口角を上げ微笑んで答えた。私の話を繰り返すよう求められたが、それは、1マイル競争の終盤、ゴール直前でコーチからもう一周全速力で走るように言われたようなものだった。父親を連れてくるよう、私はウォルターを待合室に呼びにやらせた。

私は、家族全員に若年性関節リウマチについて話しをした。そして、彼らのホームドクターが行った検査のおか

げで、関節炎以外の想定される原因が排除できたことを説明した。話の途中で、私は、小さい２つの手が私の固い肩甲骨と背の上部をこすっているのを感じた。患者にマッサージをしてもらってよいのかどうかわからなかったが、気持ちが良かったので、私は話し続けた。
⑥　彼の両親は微笑み、そして笑った。
「ウォルターがこんな風に誰かを好きになるのは見たことがありません」と彼の母親は言った。
「彼は決して私たちの背中をこすってはくれません」。
自分の名を聞いて、ウォルターは照れくさくなり、再び部屋の中を歩きだした。私は父親に、彼の息子の膝は徐々に良くなるだろうと言った。そして私は腰掛から立ち上がった。
「今度いつウォルターを診察していただけますか」と父親は尋ねた。
「毎週金曜日の午後なら結構です。しかし、６か月後のお約束で全く問題ないでしょう」。

2
〔解答〕

問19　2	問20　2	問21　3
問22　4	問23　2	問24　1
問25　1	問26　6	問27　5
問28　4	問29　5	問30　2
問31　3	問32　1	問33　4
問34　2	問35　3	問36　4
問37　4	問38　1	問39　1
問40　1		

〔出題者が求めたポイント〕
問19　have + O + Vp.p.「〜してもらう」の形なので、delivered が正解。
問20　選択肢訳
　１．さらにいくつかの外国雑誌を輸入する決定をした
　２．人々がとりわけ書店がないことに不自由しているのを知った
　３．観光客を引き付けることがどれほど重要かに気づいた
　４．長期的な健康問題を解決しようとした
問21　正解の英文
　women who dreamed of opening a bookstore
問22　residential「居住に適した」なので、4 が正解。
問23　critical「決定的な」なので、2 が正解。
問24　distinctive「独特の」なので、1 が正解。
問25〜問27　正解の英文
　Signs announcing store events with related book displays are hard to miss
問28〜問30　正解の英文
　Customers are excited to acquaint themselves with books they never imagined they would be interested in
問31　選択肢訳
　「グリーンライト・ブックストアは〜」

　１．客が自動的にメーリングリストに追加されるオンラインショッピングサイトだ
　２．最近アメリカの大企業、ボーダーズと合併した
　３．フォートグリーンの、混んでいるがカジュアルなショッピングストリートにある
　４．ジェシカ・バヌロとレベッカ・フィッティングによって、2017 年 5 月下旬に開店した
問32〜問35
　chatting「おしゃべりをしている」。happening「起こっている」。struggling「苦闘している」。understanding「理解している」。
問36　emphasis「強調」。belief「信念」。intention「意図」。potential「可能性」。stress「強調」。
問37　diversity「多様性」。perspective「見解」。standard「標準」。tendency「傾向」。variety「多様性」。
問38　選択肢訳
　「マクナリー・ジャクソン・ブックスは〜」
　１．自分の見解を広げようとする人を引きつける
　２．客が自分で本の注文ができるように、コンピュータを備えている
　３．中年のシリア人女性によって所有されている
　４．人々が外国人に対する偏見を持つ地域で開業した
問39　comfortable[ə] / engagement[ei] / grateful[ei] / stimulate[ei]
問40　選択肢訳
　１．グリーンライト・ブックストアの客は、しばしばファーストネームで出迎えられる。
　２．ジェシカ・バヌロはグリーンライト・ブックストアで本を買う地元客のひとりだ。
　３．サラ・マクナリーの書店はカナダ人の客だけを引きつけてきた。
　４．シリア文学の本はマクナリー・ジャクソン・ブックスでは常に 15 パーセント引きだ。

〔全訳〕
①　5 月下旬、オンライン大手のアマゾンが、マンハッタンにはじめてのフィジカル・ブックストア（実際の店舗）を開店した。このダウンタウンの店は客でざわついていた。店に行く代わりに、彼らは家からネットで買い物をし、買った本を配達してもらうこともできただろうに。人々は、本を見たり持ったりすることを楽しんでいるようであり、苦労して本を持ち帰ることに喜びさえ感じた。アメリカでは独立系書店の数が増えており、売上は概ね堅調であるため、人々は今でも実際の書店における買い物を楽しんでいると思われる。
②　米国の大手書店チェーンであるボーダーズが少し前に廃業した後、一部の地域には書店がまったくないことが分かった。ブルックリン区フォートグリーンのある町内会は、地元を調査し、人々がとりわけ書店がないことに不自由しているのを知った。その後すぐにこの町内会は、書店の開業を夢見つつ、よく練られた事業計画を持っていた女性、ジェシカ・バヌロとレベッカ・フィッティングに出会った。地元の財政援助と、その他からの支援を受けて、グリーンライト・ブックストアは 2009 年、

フォートグリーンに店を開いた。その近隣で成功しただけでなく、グリーンライトはその後、近くの住宅地で 2 店舗目を開いた。

③　グリーンライトのような独立系書店の多くは、成功するためには、地域社会との親密な関わりが重要だと認識している。人通りは多いがカジュアルな商店街に向って開かれた明るいロビーから、グリーンライトのスタッフは、フレンドリーな挨拶で、しばしばファーストネームで呼びながら客を迎える。この店は地域の文化の中心地として機能しているようだ。関連書籍の展示をともなう店内イベントの案内掲示は無視できない。「我々の店では、イベントはほぼ毎日開催されます」とフィッティング氏は語った。こうしたイベントの中には、作家による新刊本の発表、ディスカッションパネル、地元の作家による講演、子供向けお話の時間などが含まれる。イベント宣伝用チラシや目立つ緑色の店舗ロゴといった店内の誘引手段に加えて、グリーンライトはまた、毎月ニュースレターを受け取る 22,000 人以上の顧客メーリングリストも作成した。「人々は価格ゆえにここで買い物をするのではないと思います」とフィッティング氏は言った。人々がこの店を好むのは、文化的な刺激を受けながら、本を見て歩くのが心地よいからだ。ただ人を引き付けるディスプレイをざっと読むだけで、自分たちが興味を持つとは全く想像もしなかった本を知ることに、客たちはわくわくするのだ。本に対するこうした熱意は、必然的に人々を 15 パーセント引きの「スタッフ特選書」棚へと導く。

④　「なぜか分からないのですが、40 歳を超えてから、私にとってお客との雑談が以前ほど義務的なものではなくなりました」と語ったのは、ソーホーの書店、マクナリー・ジャクソン・ブックスの経営者で、カナダ生まれのサラ・マクナリーだ。ソーホーは、マンハッタンで最もクールな地域のひとつとなり、多くのトレンディーで高級志向の店がある。ソーホーが国際的な関心を持っている人々を引き付けるように、書店もこうした人々を引きつける。マクナリーが指摘したように、「私たちの客はあらゆるところから来店します」。この店の本は、文化の多様性とコミュニティの興味を反映するように評価され選択されている。例えば、「シリア文学」の掲示は店内を見て歩くと目を引くかも知れない。シリア文学はユニークでタイムリーに聞こえるので、あなたは、今日の世界をよりよく理解するために 1、2 冊購入するかも知れない。同様に、「新しく、注目に値する歴史と政治」棚もまた、地理別、年代順の広範な品揃えで、あなたの注目を引くかも知れない。マクナリーは、「世界で今何が起こっているかを示すのが大切なのです」と言った。幸いなことに、顧客はそれを手に入れているように見え、彼女の店で新しい興味の発見を楽しんでいる。

⑤　あなたの文化的背景や興味がたとえ何であれ、2004 年に設立されたこの 6,000 平方フィート（約 560 平方メートル）の書店の棚の間を、あなたの精神は漂流することだろう。大きな書店ではないが、最初の 2、3 年の苦闘の後、マクナリー・ジャクソン・ブックスは、米国に

おける 1 平方フィート当たり最高の売上高を達成した。この成功のもう 1 つの理由は、スタッフが本の選択と同じくらい顧客サービスに真剣に取り組んでいることだ。彼らはあなたのために本の検索をしてくれるだろう。そして、長年探していた本が見つかったとき、客がどれほど感謝するかは容易に想像がつく。こうしたサービスで、この店は多くのリピート客を獲得したのだ。

3

〔解答〕

問41　5　　問42　3　　問43　2
問44　1　　問45　4　　問46　2
問47　1　　問48　5　　問49　3　　問50　4

〔出題者が求めたポイント〕

問41　this street take me to 〜「この通りが私を〜へ連れて行く」。

問42　You can't miss it.「あなたはそれを見逃すことはできない＝行けばすぐに分かる」。

問43　a problem to find「見つけるのが問題＝見つけにくい」。

問44　only allow one-way traffic「一方通行しか許可しない」。

問45　sound like this「このように聞こえる」。

問46 〜 問50

選択肢訳

　1．分かりません
　2．番号が分かりません
　3．バス停は銀行の前にある
　4．あなたはバス番号2と言いました
　5．あなたは通りに出るでしょう

〔全訳〕

手に地図があれば、街を見に出かけることができる。時折あなたは、次のように道案内を尋ねなければならないかも知れない。

　クレセントパークがどこにあるか教えてもらえますか。
　電車の駅がどこにあるかご存知ですか。
　この通りを行けば、私は美術館に行けますか。
　一番近い地下鉄の駅はどこですか。
　この近くにバス停はありますか。

時に返答は分かりやすい。

　まっすぐ進んでください。
　次の角で右に曲がってください。
　交差点で左に進みなさい。
　2ブロック先です。行けばすぐに分かります。
　左側の3番目の信号を左に曲がってください。

しかし、時に返答はかなり分かりづらいことがある。特にバス停は、見つけにくいものだ。多くの通りは一方通

行しか許可しない。そのため、バスはある通りを行き、別の通りで戻って来る。通りが「平行」している場合、会話は次のように聞こえるかも知れない。

旅行者：すみません。バス停がどこか教えていただけますか。
住民　：どのバスに乗りたいのですか。
旅行者：ダウンタウン行きのバスです。番号は分かりません。
住民　：それは番号2のバスですね。あなたは1ブロック向こうに行く必要があります。この通りと並行する通りでバスに乗ってください。
旅行者：すみません。分かりません。「1ブロックオーバー」とはどういう意味ですか。
住民　：通りを渡って角を曲がってください。その脇道を1ブロック進みます。この通りと平行した通りに出ます。
旅行者：分かりました。
住民　：その通りは通行が反対方向です。その通りでダウンタウンへのバスに乗ることができます。バス停は銀行の前にあります。
旅行者：どうもありがとう。バス番号2とおっしゃいましたよね。
住民　：そうです。

化 学

解答

31年度

推 薦

❶

〔解答〕

問1(2)　問2(5)　問3(2)　問4(2)

〔出題者が求めたポイント〕

分子の形，無機物の反応，気体の法則，反応とエネルギー

〔解答のプロセス〕

問1　(a)正方形⟶正四面体形　(b)正

　(c)直線形の無極性分子⟶折れ線形の極性分子

　(d)折れ線形の極性分子⟶直線形の無極性分子

問2　(a)Ba(OH)₂ は水に溶ける。　(b)正

$Ca + 2H_2O \longrightarrow Ca(OH)_2 + H_2$

　(c)水素⟶一酸化窒素または二酸化窒素

$3Cu + 8HNO_3(希) \longrightarrow 3Cu(NO_3)_2 + 4H_2O + 2NO$

$Cu + 4HNO_3(濃) \longrightarrow Cu(NO_3)_2 + 2H_2O + 2NO_2$

　(d)正　C=C の部分で酸化される。

問3　空気の平均分子量は　$28 \times \dfrac{4}{5} + 32 \times \dfrac{1}{5} = 28.8$

よって空気 20g 中の酸素は　$\dfrac{20}{28.8} \times \dfrac{1}{5}$ mol

気体の状態方程式より

$p〔Pa〕 \times 16L$

$= \dfrac{20}{28.8} \times \dfrac{1}{5}$ mol $\times 8.3 \times 10^3 Pa\cdot L/(K\cdot mol)$

$\times (273 + 27)K$

$p = 2.16 \times 10^4 ≒ 2.2 \times 10^4 〔Pa〕$

問4　(a)$E_3 - E_1 \longrightarrow E_3 - E_2$

　(b)正　$A_2 + B_2 \to 2AB$ の反応熱は図より $E_2 - E_1$

AB の生成熱は　$\dfrac{1}{2} A_2 + \dfrac{1}{2} B_2 \longrightarrow AB$　の反応熱

である。　(c)触媒は活性化エネルギーを小さくするので，破線イは実線アの下に来る。

　(d)反応熱は小さくなる⟶変わらない。反応熱は $E_2 - E_1$ である。

❷

〔解答〕

問5(7)　問6(2)　問7(5)

〔出題者が求めたポイント〕

立体異性体，ベンゼンの構造，油脂の水素付加

〔解答のプロセス〕

問5　不斉炭素原子は　$\underset{CH_3}{CH_3-\overset{}{C}H}-(CH_2)_3-\overset{*}{C}H-(CH_2)_3-$

の C* の 1 個，C=C はともにシス-トランス異性体の

存在する条件　$\underset{Y}{\overset{X}{}}C=C\underset{W}{\overset{Z}{}}$　で　X≠Y かつ Z≠W

を満足するので，化合物の立体異性体の数は

$2 \times 2 \times 2 = 8$

問6　(a)正　(b)色はすぐ消える→色は消えない

　(c)正　(d)ベンゼンの炭素原子間の距離は，単結合(0.15nm)とエチレンの C=C(0.13nm)の間(0.14nm)である。

問7　リノール酸の C=C は 2 個であるので，リノール酸のみからなる油脂(C₁₇H₃₁COO)₃C₃H₅(分子量 878)中の C=C は 6 個。リノール酸のみからなる油脂 1mol は水素 6mol を付加するから

$22.4L/mol \times \dfrac{32.7g}{878g/mol} \times 6 = 5.005$

$≒ 5.01$ mol

❸

〔解答〕

問8削除　問9(5)　問10(4)　問11(5)　問12(6)

〔出題者が求めたポイント〕

水の状態図と状態変化

〔解答のプロセス〕

問8大学当局の発表に基づき削除

問9　(i)点 X では全て気体なので100℃まで体積は直線的に減少する⟶図(2)は不適

　(ii)100℃では気体のすべてが液体になるので，温度100℃のまま体積は減少する⟶図(3)，(6)は不適

　(iii)100℃から4℃まで水の密度は徐々に大きくなるので体積は徐々に小さくなる⟶図(1)は不適

　(iv)水の密度は4℃で最大なので，4→0℃では水の体積は少し大きくなる

　(v)0℃で水は液体から固体になるが，固体(氷)の密度は液体(水)の密度より小さいので体積は大きくなる。

　(vi)0℃より温度が下がると密度が大きくなるので体積は減少する⟶図(5)が正

問10　必要熱量 = 蒸発熱 × 物質量

$= 45kJ/mol \times \dfrac{1.0g}{18g/mol} = 2.5kJ$

問11　図2の点アの状態は液体なので図1の領域②に相当し，図2の点イの状態は気体なので図1の領域③に相当する。

問12　融解は時間 t_1 分から t_2 分の間で起こっているから

$y〔kJ/(g\cdot 分)〕 \times (t_2 - t_1)〔分〕 \times 18g/mol$

$= 18y(t_2 - t_1)〔kJ/mol〕$

❹

〔解答〕

問13(3)　問14(2)　問15(2)　問16(4)

〔出題者が求めたポイント〕

中和滴定

〔解答のプロセス〕

問 13　溶液の調製に用いる器具 A はメスフラスコ（図①），一定量の溶液を量り取るのに用いる器具 B はホールピペット（図⑤）である。

問 14　メスフラスコとコニカルビーカーは，正確に量り取った試薬を入れるので純水で濡れていてもよいが，ホールピペットとビュレットには正確な濃度の試薬を入れるので濡れていてはいけない。

問 15　ビュレット内の液面は器壁にそって持ち上がっているから液面の底の目盛りを読む。目盛りは上から下へついていることに注意する。

問 16　シュウ酸二水和物 $(COOH)_2 \cdot 2H_2O$ の分子量は 126 なので，1.26 g は 0.0100 mol。水溶液の濃度は

$$\frac{0.0100\,\text{mol}}{0.200\,\text{L}} = 0.0500\,\text{mol/L}$$

中和の関係　酸の物質量 × 価数 ＝ 塩基の物質量 × 価数　より

$$0.0500\,\text{mol/L} \times \frac{10.0}{1000}\,\text{L} \times 2$$

$$= x\,[\text{mol/L}] \times \frac{19.40}{1000}\,\text{L} \times 1$$

$$x = 5.15 \times 10^{-2} \fallingdotseq 5.2 \times 10^{-2}\,[\text{mol/L}]$$

5

〔解答〕

問 17 (4)　問 18 (5)　問 19 (6)　問 20 (5)　問 21 (6)

〔出題者が求めたポイント〕

エステルの構造推定

〔解答のプロセス〕

分子式 $C_9H_{10}O_2$ でベンゼン一置換体のエステルについて考えられる示性式と構成カルボン酸，アルコールを列挙すると次のようになる。

(ア) $HCOOCH_2CH_2-$⟨benzene⟩　　(イ) $HCOOH$

(ウ) ⟨benzene⟩$-CH_2CH_2OH$

(カ) $HCOOCH-$⟨benzene⟩ / CH_3　　(キ) $HCOOH$

(ク) ⟨benzene⟩$-C^*H-OH$ / CH_3

(サ) CH_3COOCH_2-⟨benzene⟩　　(シ) CH_3COOH

(ス) ⟨benzene⟩$-CH_2OH$

(タ) CH_3CH_2COO-⟨benzene⟩　　(チ) CH_3CH_2COOH

(ツ) ⟨benzene⟩$-OH$

(ナ) ⟨benzene⟩$-COOCH_2CH_3$　　(ニ) ⟨benzene⟩$-COOH$

(ヌ) CH_3CH_2OH

(ハ) ⟨benzene⟩$-CH_2COOCH_3$　　(ヒ) ⟨benzene⟩$-CH_2COOH$

(ヲ) CH_3OH

問 17　$C_9H_{10}O_2$（分子量 150）1 mol から H_2O 5 mol が生じるから

$$18\,\text{g/mol} \times \frac{150 \times 10^{-3}\,\text{g}}{150\,\text{g/mol}} \times 5 = 0.090\,\text{g} = 90\,\text{mg}$$

問 18　ベンゼン環と不斉炭素原子をもつ加水分解生成物 E は(ク)，よって D は(キ)（ギ酸），A は(カ)である。

問 19　E の構造異性体のベンゼン三置換体は $C_6H_3(CH_3)_2OH$，その構造は次の 6 種類である。

の 5 種類

問 21　前文 2 より D は(キ)，E は(ク)（問 18）。

前文 3 より，ベンゼン環をもたないでヨードホルム反応陽性の F は $CH_3CH(OH)-$構造をもつ(ヌ)。よって G は(ニ)，B は(ナ)。

前文 4 より，塩化鉄(Ⅲ)反応陽性の I はフェノールの(ツ)。よって H は(チ)，C は(タ)。

(a) $CH_3CH(OH)-$構造をもつ E もヨードホルム反応陽性である。

(b) D（ギ酸）はアルデヒド基をもち銀鏡反応陽性。

(c)正　G（ニ, 安息香酸）も H（チ, プロピオン酸）もカルボキシ基をもち，炭酸水素ナトリウムと反応して二酸化炭素を発生する。

(d)正　2, 4, 6-トリブロモフェノールを生じる。

6

〔解答〕

問 22 (3)　問 23 (5)　問 24 (5)　問 25 (4)

〔出題者が求めたポイント〕

アスパルテームの構成アミノ酸

〔解答のプロセス〕

アスパルテームを完全に加水分解すると，化学式の中央付近のペプチド結合と右端のエステル結合が加水分解されて(a),(b)2 種類のアミノ酸が得られる。

(a)
$$\begin{array}{c} COOH \\ | \\ CH_2 \\ | \\ H_2N-CH-COOH \end{array}$$

(b)
$$\begin{array}{c} \text{(benzene ring)} \\ | \\ CH_2 \\ | \\ H_2N-CH-COOH \end{array}$$

アミノ酸(a)は酸性アミノ酸で等電点は 3 付近であり，アミノ酸(b)は中性アミノ酸で等電点は 6 付近である。題意よりアミノ酸 A は(b)（フェニルアラニン），アミノ酸 B は(a)（アスパラギン酸）である。

問 22　アミノ酸の混合水溶液の pH が 5.5 でアミノ酸 A の等電点が 5.5 であるから，アミノ酸 A は電気泳動せず，(ウ)の位置に止まっている。

問 23　アミノ酸 B もアスパルテームも等電点は 5.5 より小さいので陰イオンになっているが，アミノ酸 B は酸性アミノ酸なので負の電荷はアスパルテームより大きく陽極に向かって移動する距離が大きく(オ)の位置に移動する。

問 24　(a)ペプチド結合が 1 つしかないのでビウレット反応は陰性である。　(b)正　ベンゼン環をもつのでキサントプロテイン反応は陽性である。

(c)ヨウ素による呈色はデンプンの反応である。

(d)正　$-NH_2$ がアセチル化されて $-NHCOCH_3$ になるので，ニンヒドリン反応をしなくなる。

問 25　アスパルテームの分子式は $C_{14}H_{18}N_2O_5$，分子量は 294 であるから，294 mg は 1.00×10^{-3} mol。アスパルテーム 1 mol に N 原子 2 mol が含まれ，NH_3 2 mol が生じるから，得られたアンモニア水の濃度は

$$\frac{2.00\times10^{-3}\,\text{mol}}{0.010\,\text{L}}=0.20\,\text{mol/L}$$

近似式　$[OH^-]=\sqrt{cK_b}$　より

$$[OH^-]=\sqrt{0.20\,\text{mol/L}\times2.0\times10^{-5}\,\text{mol/L}}$$
$$=2.0\times10^{-3}\,\text{mol/L}$$

$$[H^+]=\frac{K_w}{[OH^-]}=\frac{1.0\times10^{-14}\,\text{mol}^2/\text{L}^2}{2.0\times10^{-3}\,\text{mol/L}}$$
$$=\frac{10^{-11}}{2}\,\text{mol/L}$$

$$pH=-\log_{10}\frac{10^{-11}}{2}=11+\log_{10}2.0=11.30$$

平成30年度

問　題　と　解　答

英 語

問題

30年度

問１〜問５０の解答を，指定された解答欄にマークせよ。

【 １ 】次の英文を読んで，問１〜問２２に答えよ。番号①〜⑨はパラグラフを示す。

（４４点）

① By 2040, according to a national research center, Japan's population will drop from the current 127 million to about 107 million. Further, by 2060, that population is estimated to be about 87 million.

② What this means to the country is that the average age will be higher everywhere. In 2040, more than 30% of the population in every prefecture will be age 65 or older. Hokkaido, most of Tohoku and the prefectures along the Sea of Japan, Shikoku, and most of Kyushu will lose more than 20% of their population, (ア) 2010. These figures (イ)( ), but ( )(ウ)( )(エ)?

③ One impact will be an ever-increasing need for social services, especially medical and nursing care services. This will cost more money, but as the population decreases, total tax revenues will decline. It will become important to increase the workforce, which will then pay taxes, which will in turn pay for the social services. This is one reason why it is important to get women and foreign workers into the workforce as early as possible.

④ Another impact will be a shift in infrastructure needs. There will be (オ) need for elementary schools and (カ) need for facilities for the elderly. The elderly will have to be *relocated closer to more centralized facilities where ( )(キ)( )(ク)( )(ケ).
（*注 relocate：新しい場所に移す）

⑤ There will be a decrease in the number of vehicles on the roads and road maintenance will decline. Tunnels and bridges may be closed due to lack of traffic and funding. Public transportation in the urban areas will have to be maintained ( )(コ)( )(サ)( )(シ).

⑥ What can Japan do to prevent *depopulation of the entire country?　At the turn of the 21ˢᵗ century, a report from the United Nations made an interesting suggestion. To maintain the current working population, it said, <u>Japan would need to accept some 600,000 immigrants per year until 2050</u>.　Whether Japan has the political will to admit that many workers from abroad is doubtful.

　(*注　depopulation：人口減少)

⑦ It is not just the attractions of city life that cause young Japanese to leave the country's rural areas.　There are simply fewer and fewer jobs in the countryside. So the young people leave and the older people, who want to stay in the communities where they grew up, are left to *fend for themselves.

　(*注　fend for themselves：自力でやっていく)

⑧ As people leave the countryside, a lot of things change.　Public bus and train transportation is too expensive to maintain.　So, most traffic in the countryside consists of private cars and trucks.　Local people drive to a nearby supermarket to *stock up on necessary items.　As the population grows older, however, <u>more elderly</u> (　　　)(ス)(　　　)(セ)(　　　)(ソ).　They may be able to grow some of their own vegetables, but for other food and other daily necessities, they depend on "traveling markets."　These small trucks are mini-supermarkets on wheels. They carry an *assortment of eggs, milk, fruit, tofu, miso and other goods.　They travel from village to village on a regular schedule, announcing their arrival with a small loudspeaker.　Those *within earshot come to make their purchases and exchange a bit of conversation before the truck moves on to the next regular stop.

　(*注　stock up on...：～を仕入れる　　assortment：各種取りそろえたもの
within earshot：呼べば聞こえる所に)

⑨ If local schools close due to declining numbers of children and the local post office closes due to cost cutting, there is no community center to take its place.　Small shops pull down their shutters permanently.　Doctors either retire or move to larger centers of population.　(タ), regularly checking up on the health of the elderly is difficult.　The one daily link with the outside world is local delivery services.　In some areas, these services are experimenting with ways to check daily on elderly people living alone.   If someone needs medical attention, the delivery person calls for assistance.

問1： 第①パラグラフ中の │estimated│ の意味として最も適切なものを次から選べ。

1. gradually accumulated
2. roughly calculated
3. slowly decreased
4. certainly expected

マーク式解答欄　　1

問2： 第②パラグラフ中の （ ア ） に入れるべき最も適切な語句を次から選べ。

1. according to
2. compared with
3. in accordance with
4. owing to

マーク式解答欄　　2

問３～問５：第②パラグラフ中の下線部 <u>These figures （　イ　）（　　　　）, but （　　　）（　ウ　）（　　　）（　エ　）?</u> が次の日本文に相当する英文になるように，それぞれの（　　　　）内に最も適切な語（句）を下から選んで入れるとき，（　イ　）～（　エ　）に入れるべき語（句）を次から選べ。各語（句）は１回ずつ使用のこと。ただし，選択肢の中には使用しない語（句）が含まれている。

「これらの数字は悩ましく聞こえるが，正確には何を意味しているのだろうか。」

1. do　　　2. exactly mean　　　3. hear　　　4. sound　　　5. they
6. troubling　　7. what

問３：　（　イ　）に入れるべき語（句）はどれか。　　マーク式解答欄　3
問４：　（　ウ　）に入れるべき語（句）はどれか。　　マーク式解答欄　4
問５：　（　エ　）に入れるべき語（句）はどれか。　　マーク式解答欄　5

問６：　第③パラグラフ中の as に最も近い意味で使用されている as を含む英文はどれか。

1. As you know, everything costs money.
2. As we went up the mountain, the air grew colder.
3. It came out the same way as it did before.
4. Young as he was, he was able.

マーク式解答欄　6

問７：　第④パラグラフ中の（　オ　）に入れるべき最も適切な語を選べ。

1. decreased　　　2. increased

マーク式解答欄　7

問8：　第④パラグラフ中の（　カ　）に入れるべき最も適切な語を選べ。

　　1. decreased　　　2. increased

問9～問11：第④パラグラフ中の下線部（　　　）（　キ　）（　　　）（　ク　）（　　　）（　ケ　）が次の日本文に相当する英文になるように，それぞれの（　　　）内に最も適切な語を下から選んで入れるとき，（　キ　）～（　ケ　）に入れるべき語を次から選べ。各語は1回ずつ使用のこと。ただし，選択肢の中には使用しない語が含まれている。

　「彼らが介護を受けることができる」

　　1. be　　　　　　2. can　　　　　3. care　　　　4. of　　　　　5. receive
　　6. taken　　　　7. they

　　問9：　（　キ　）に入れるべき語はどれか。　　マーク式解答欄　9
　　問10：（　ク　）に入れるべき語はどれか。　　マーク式解答欄　10
　　問11：（　ケ　）に入れるべき語はどれか。　　マーク式解答欄　11

問12～問14：第⑤パラグラフ中の下線部（　　　）（　コ　）（　　　）（　サ　）（　　　）（　シ　）が文脈にあった文法的に正しい英文になるように，それぞれの（　　　）内に最も適切な語を下から選んで入れるとき，（　コ　）～（　シ　）に入れるべき語を次から選べ。各語は1回ずつ使用のこと。

　　1. fewer　2. ride　3. passengers　4. paying　5. to　6. with

　　問12：（　コ　）に入れるべき語はどれか。　　マーク式解答欄　12
　　問13：（　サ　）に入れるべき語はどれか。　　マーク式解答欄　13
　　問14：（　シ　）に入れるべき語はどれか。　　マーク式解答欄　14

問１５：第⑥パラグラフ中の下線部 <u>Japan would need to accept some 600,000 immigrants per year until 2050</u> が具体的に意味する最も適切な内容はどれか。

1. Japan would need to accept some 600,000 immigrants a year for about 10 years.
2. Japan would need to accept some 600,000 immigrants a year for about 50 years.
3. Japan would need to accept some 600,000 immigrants a year for about 100 years.

マーク式解答欄 １５

問１６～問１８：第⑧パラグラフ中の下線部 <u>more elderly (　　　)(ス)(　　　)(セ)(　　　)(ソ)</u> が文脈にあった文法的に正しい英文になるように，それぞれの (　　　) 内に最も適切な語（句）を下から選んで入れるとき，(ス) ～ (ソ) に入れるべき語（句）を次から選べ。各語（句）は１回ずつ使用のこと。

1. able　　2. are no　　3. drive　　4. longer　　5. people　　6. to

問１６：(ス) に入れるべき語（句）はどれか。　マーク式解答欄 １６
問１７：(セ) に入れるべき語（句）はどれか。　マーク式解答欄 １７
問１８：(ソ) に入れるべき語（句）はどれか。　マーク式解答欄 １８

問１９：第⑧パラグラフ中の purchases の下線部の発音と同じ発音の母音（下線で示す）を持つ語はどれか。

1. ch<u>a</u>mpion　　　2. ch<u>ar</u>t　　　3. ch<u>a</u>se　　　4. teach<u>er</u>

マーク式解答欄 １９

問２０：第⑦, 第⑧パラグラフの内容と一致している最も適切な文の組み合わせを次から選べ。

　　ア. 地方では, 買い物の手段は小型トラックなどでの移動販売のみである。
　　イ. 地方では, バスや電車などの公共交通機関は運賃が高すぎて利用できない。
　　ウ. 地方では, バスや電車などの公共交通機関は経費がかかり過ぎて維持できない。
　　エ. 地方の高齢者は自分が栽培した野菜を移動販売で売って生活している。
　　オ. 地方の村々を回る移動販売車の巡回は不定期である。
　　カ. 若者が地方を去る理由は都会生活の魅力だけではない。

　　1. ア・イ　　2. ア・エ・カ　　3. イ・ウ　　4. イ・オ・カ　　5. ウ・カ　　6. ウ・エ・オ

　　　　　　　　　　　　　　　　　　　　　　　　　　　マーク式解答欄　２０

問２１：第⑨パラグラフ中の（　タ　）に入れるべき最も適切な語 (句) を次から選べ。

　　1. As a result
　　2. However
　　3. In contrast
　　4. On the other hand

　　　　　　　　　　　　　　　　　　　　　　　　　　　マーク式解答欄　２１

問２２：第⑨パラグラフの内容と一致していない文を次から選べ。

　　1. Local schools are functioning as community centers in the countryside.
　　2. Small shops in the countryside may be closed if the population declines.
　　3. If people leave the countryside, doctors may also leave there.
　　4. All the local delivery services are checking daily on elderly people living alone as regular business.

　　　　　　　　　　　　　　　　　　　　　　　　　　　マーク式解答欄　２２

　　　　　　　　　　　　　（出典：ジェームス・M・バーダマン　『日本の論点』）

【 2 】次の英文は 2012 年に書かれた新聞記事である。これを読んで，**問２３～
問４４**に答えよ。番号①～⑧はパラグラフを示す。　　　　　（４４点）

① As the world struggles with a growing *obesity epidemic, Slow Food *gurus from
the United States and Australia urged international campaigners gathered in Italy
to join a revolution in the way children eat.
　(*注　obesity epidemic：肥満の流行　　gurus：権威者)

② "Australia has exactly the same (＿＿A＿＿) as almost any other developed
country: a very large obesity rate.　Something must be done, globally," Melbourne
chef Stephanie Alexander said at the world's largest *food fair in *Turin.
Alexander, who worked as a top chef for forty years before setting up the *not-for-
profit Kitchen Garden Foundation in 2004 to tackle poor eating habits, (＿＿B＿＿)
to talk to activists from India, Africa and Brazil about her project.
　(*注　food fair：食品見本市　　Turin：トリノ　　not-for-profit：非営利的な)

③ While the United States, Mexico, New Zealand and Australia are the four most
*obese countries in the world, (＿＿C＿＿) numbers of people are being affected
across the globe, from South Africa to India, China, Russia and Saudi Arabia. "It's
all about education, (＿＿D＿＿) children the difference between good and bad food,"
said Alexander, who owes her passion for Slow Food to her mother and gardener
grandfather, who made eating fresh home-grown vegetables a pleasure.
　(*注　obese：肥満の)

④ Her program, currently active in 265 schools, gets children aged 8 to 11 involved
in growing seasonal food in school *allotments, then (＿＿E＿＿) it in special
training kitchens and (＿＿F＿＿) it with their classmates at lunchtime.　It has
been such a hit that the Australian government, keen to find ways to tackle obesity,
has invested $25 million in the project, which influences about 30,000 children —
a number set soon to double.　"Within a very short time (＿＿＿G＿＿＿).
They are very proud of what they've achieved and we have empty plates and a great
deal of enthusiasm," she said.　Among others, her project has inspired *celebrity

chef Jamie Oliver in Britain, where over a third of children aged 11 are considered overweight or obese, "though he's *creeping very slowly at the moment, with just two schools."

　(*注　allotments：(市民) 菜園　　　celebrity：有名人　　　creep：活動する)

⑤ Alexander was in Turin with U.S. chef Alice Waters, founder of Berkeley's *famed Chez Panisse restaurant and vice president of the Slow Food movement, which was founded in Italy in 1986 to combat the rise of fast food and (　　H　　) eating. Waters is best known as the woman who inspired U.S. first lady Michelle Obama (　　I　　) a kitchen garden at the White House but has also dedicated much of her time to the *Edible Schoolyard project, which she founded in California in 1995.

　(*注　famed：名高い　　edible：食べられる)

⑥ "I'm terribly worried about the *indoctrination of fast food around the world and the culture that comes with it.　Slow food values need to be taught in all schools around the globe," Waters said in the fair's *bustling food hall.　"We've been working in California to try to gather the best practices, and map the movement across the country and ｜ultimately｜ around the world," she said.

　(*注　indoctrination：とりつかれること　　bustling：活気に満ちた)

⑦ One of the projects inspired by Waters is the Edible Sac High garden and kitchen in a school in Sacramento, which is particularly interesting because "in high school (　　　J　　　)."　"I've imagined having the kids ｜run｜ the whole cafeteria themselves, cooking all the meals for their classmates：They learn the budgets, they do the *outreach, they find the farmers, they cook the food together," she said. "One thing we know that when kids cook food and grow it, they all want to eat it. It's questionable whether they will want to eat it if (　　K　　), but it really works with a *hands-on approach," she added.

　(*注　outreach：外部社会への対応　　hands-on：参加型の)

⑧ For Waters, the Turin gathering was an ｜invaluable｜ chance to spread the word about fresh food — and draw inspiration from Italian culture.　"The Italians have a very deep-seated food culture.　Many, many people have backyard gardens, which are very important.　They know about *seasonality and have the idea of eating together as a family," she said.　"This fair not only *reaffirms those ideas but it is also a way to spread the good news and in the face of obesity that's what we need: hopeful, good news."

（*注　seasonality：季節感　　reaffirm：再確認する）

問23：第②パラグラフ中の（　　A　　）に入れるべき最も適切な語を次から選べ。

　　1. business　　2. education　　3. goal　　　4. problem

マーク式解答欄　23

問24：第②パラグラフ中の（　　B　　）に入れるべき最も適切な語（句）を次から選べ。

　　1. came　　　　2. is coming　　3. comes　　4. have come

マーク式解答欄　24

問25〜問28：第③，第④パラグラフ中の（　　C　　）〜（　　F　　）に入れるべき最も適切な語を次から選べ。各語は１回ずつ使用せよ。

　　1. growing　　2. preparing　　3. sharing　　4. teaching

　　問25：（　　C　　）に入れるべき語はどれか。　　マーク式解答欄　25
　　問26：（　　D　　）に入れるべき語はどれか。　　マーク式解答欄　26
　　問27：（　　E　　）に入れるべき語はどれか。　　マーク式解答欄　27
　　問28：（　　F　　）に入れるべき語はどれか。　　マーク式解答欄　28

問29：第③パラグラフ中の下線部 <u>who made eating fresh home-grown vegetables a pleasure</u> と同一の文型に属する英文を次から１つ選べ。

    1. All the morning papers feature the report on the earthquake.
    2. Missing the last bus meant having to take a taxi.
    3. The Indian method of exercise gave me good health.
    4. The parents named their second son Stuart.

マーク式解答欄 ２９

問30～問33：第④パラグラフ中の （   G   ） が次の日本文に相当する英文になるように，最も適切な語（句）を下から選んで文中のすべての（   ）を埋めるとき，（ G-1 ）～（ G-4 ）に入れるべき語（句）はどれか。各語（句）は１回ずつ使用せよ。

「幅広く新鮮な食物を食べる習慣を持たない人々が，新しい体験へと開かれていくのだ。」

those （   ）（ G-1 ）（   ）（ G-2 ） the habit （   ）（ G-3 ） a wide （   ） of （ G-4 ） open up to （   ）

1. are	2. eating	3. fresh food	4. in
5. new experiences	6. not	7. of	8. range	9. who

    問30：（ G-1 ）に入れるべき語（句）はどれか。   マーク式解答欄 ３０
    問31：（ G-2 ）に入れるべき語（句）はどれか。   マーク式解答欄 ３１
    問32：（ G-3 ）に入れるべき語（句）はどれか。   マーク式解答欄 ３２
    問33：（ G-4 ）に入れるべき語（句）はどれか。   マーク式解答欄 ３３

問３４：第⑤パラグラフ中の（　　H　　）に入れるべき最も適切な語を次から選べ。

1. unexpected　　　2. unfair　　　　3. unhealthy　　　4. unnecessary

マーク式解答欄　３４

問３５：第⑤パラグラフ中の（　　I　　）に入れるべき最も適切な語（句）を次から選べ。

1. to open　　　　2. opening　　　　3. opened　　　　4. open

マーク式解答欄　３５

問３６：第⑥パラグラフ中の ultimately の同義語として最も適切な語を次から選べ。

1. dramatically　　2. finally　　　　3. immediately　　　4. mentally

マーク式解答欄　３６

問３７～問３９：第⑦パラグラフ中の（　　　　　J　　　　　）が次の日本文に相当する英文になるように最も適切な語を下から選んで文中のすべての（　　　）を埋めるとき，（　J-1　）～（　J-3　）に入れるべき語はどれか。各語は１回ずつ使用せよ。

「高校生たちにおいしい食物に興味を持たせることはなおさら難しい。」

it is much（　　　）（　J-1　）（　　　）（　J-2　）（　　　）（　J-3　）（　　　）（　　　）food

| 1. difficult | 2. get | 3. good | 4. in |
| 5. interested | 6. kids | 7. more | 8. to |

問３７：（　J-1　）に入れるべき語はどれか。　　　マーク式解答欄　３７
問３８：（　J-2　）に入れるべき語はどれか。　　　マーク式解答欄　３８
問３９：（　J-3　）に入れるべき語はどれか。　　　マーク式解答欄　３９

問４０：第⑦パラグラフ中の | run | と同じ意味で使用されている run (ran) を含む英文はどれか。最も適切な英文を次から１つ選べ。

1. He quickly ran his fingers down the name list.
2. I know some cars run on solar power.
3. She tried to run hot water into the bathtub.
4. The government of the country runs this national airline.

マーク式解答欄 ４０

問４１：第⑦パラグラフ中の下線部 One thing we know that when kids cook food and grow it, they all want to eat it. のどこかに be 動詞の is を挿入するとすれば, 文中のどの場所が最も適切か。次から選べ。

1. know と that の間
2. cook と food の間
3. grow it の後
4. eat と it の間

マーク式解答欄 ４１

問４２：第⑦パラグラフ中の (K) に入れるべき最も適切な表現を次から選べ。

1. they don't participate
2. they study hard
3. they like the cafeteria
4. they don't want to make money

マーク式解答欄 ４２

問４３：第⑧パラグラフ中の | invaluable | の最も適切な意味を次から選べ。

1. completely worthless
2. extremely useful
3. impossible to understand
4. seeming to be untrue

マーク式解答欄 ４３

問４４：次の日本文の中から、英文の内容と一致している文を 3 つ選ぶとき、最も適切な組み合わせを下から選べ。

ア．Alice Waters はアメリカ人シェフで, 有名レストラン Chez Panisse をバークレイで創業した。

イ．Stephanie Alexander がスローフードに情熱を抱くきっかけとなったのは, かつて自らが肥満体質だったからだ。

ウ．Stephanie Alexander の活動は, イギリスのシェフ Jamie Oliver に対して刺激を与えている。

エ．アメリカでスローフード推奨運動が活発化したのは, Michelle Obama がホワイトハウス職員に家庭菜園を作るように呼びかけたからである。

オ．Alice Waters はトリノの会合に出席して, イタリアの奥深い食文化に感化されるところがあった。

カ．2004 年にトリノで開かれた食品見本市では, 世界中の学校給食で使われる食材が展示された。

キ．南アフリカやサウジアラビアでは, 今後ますます子供の教育環境に問題が生じると予想されている。

1.［ ア；　イ；　カ］　　2.［ ア；　ウ；　オ］　　3.［ ア；　ウ；　キ］
4.［ ア；　カ；　キ］　　5.［ イ；　ウ；　オ］　　6.［ イ；　エ；　カ］
7.［ ウ；　エ；　オ］　　8.［ ウ；　カ；　キ］　　9.［ エ；　カ；　キ］

マーク式解答欄　４４

（出典：*The Japan Times Weekly*　"Chefs tackle global obesity at Italy fair"）

【 3 】 次の会話文を読んで，**問45〜問50**に答えよ。　　　　　（12点）

(Dick is a foreign student at a university in Japan.　He is visiting his friend Taro.)

Dick: Hi, Taro.

Taro: Hi, Dick.　Come in.

Dick: Wow, it's so hot outside!　I need to drink something!

Taro: I have some orange juice in the refrigerator.　(　　1　　).

Dick: Thanks.　I'll have that.　Gulp!　Gulp!

Taro: You (　　2　　) drink too much of such cold juice.

Dick: I don't care.　I'm thirsty.　I don't want to *get dehydrated.

Taro: You're right.　It's important to drink enough liquid on such a hot day.
　　　By the way, did you see Tom today?　Do you think he attended the class?

Dick: I don't think so.　If he had, he (　　3　　) as he always does.

Taro: That's right.

Dick: He (　　4　　) because he hates to be absent from school.
　　　I'm going to visit him later.

Taro: I hope he's okay.　He said he would be going back to his country to see his
　　　parents during the summer vacation.

Dick: Oh, is he?　That's nice of him.　(　　5　　) a vacation, do you have any
　　　plans for this summer?

Taro: Well, I'll be busy working part-time this summer.　I have to save money.

Dick: I remember you said you wanted to travel to Germany this Christmas.
　　　Are you still going there?

Taro: I'm still (　　6　　).　I want to see the Christmas market there.

Dick: How nice!　You may be able to enjoy a white Christmas as well.
　　　Thinking of a white Christmas cools me down.

（*注　get dehydrated：脱水状態になる）

問４５：会話文中の（___1___）に入れるべき最も適切な表現を次から選べ。

   1. Drink yourself

   2. Help yourself

   3. Take yourself

   4. Open yourself

マーク式解答欄 ４５

問４６：会話文中の（___2___）に入れるべき最も適切な表現を次から選べ。

   1. don't have better

   2. had better

   3. had better not

   4. had not better

マーク式解答欄 ４６

問４７：会話文中の（___3___）に入れるべき最も適切な表現を次から選べ。

   1. came to talk to me

   2. had come to talk to me

   3. would come to talk to me

   4. would have come to talk to me

マーク式解答欄 ４７

問４８：会話文中の（___4___）に入れるべき最も適切な表現を次から選べ。

   1. came to class

   2. might be sick in bed

   3. might be studying hard

   4. might have been working part-time

マーク式解答欄 ４８

問４９：会話文中の（　　5　　）に入れるべき最も適切な表現を次から選べ。

1. According to
2. Judging from
3. Speaking of
4. Taking after

マーク式解答欄　４９

問５０：会話文中の（　　6　　）に入れるべき最も適切な表現を次から選べ。

1. intending to
2. supposing of
3. visiting to
4. wondering about

マーク式解答欄　５０

化　学

問題

30年度

問１〜問２５の解答を，指定された解答欄にマークせよ。

必要があれば，次の数値を用いよ。

原子量：　$H = 1.0$,　$C = 12$,　$N = 14$,　$O = 16$,　$Na = 23$,　$S = 32$,
　　　　　$Cl = 35.5$,　$Ca = 40$,　$Cu = 64$,　$Zn = 65$

気体定数：$8.3 \times 10^3 \, Pa \cdot L/(K \cdot mol)$

ファラデー定数：$9.65 \times 10^4 \, C/mol$

セルシウス温度目盛りのゼロ点　$0°C：273 \, K$

$\boxed{1}$　次の問い（**問1～問5**）に答えよ。　　　　　　　　（23点）

問1　次の単位変換のうち，正しいもののみをすべて含む組み合わせはどれか。

(a)　$1.0 \text{ kg} = 1.0 \times 10^5 \text{ mg}$

(b)　$1.0 \text{ dL} = 1.0 \times 10^2 \text{ mL}$

(c)　$1.0 \text{ g/cm}^3 = 1.0 \times 10^2 \text{ g/L}$

(d)　$1.0 \text{ Pa} = 1.0 \text{ N/m}^2$

(1)　[(a)]　　　　(2)　[(b)]　　　　(3)　[(c)]

(4)　[(d)]　　　　(5)　[(a), (b)]　　(6)　[(a), (c)]

(7)　[(a), (d)]　　(8)　[(b), (c)]　　(9)　[(b), (d)]

(10)　[(c), (d)]

問2 次の記述のうち，正しいもののみをすべて含む組み合わせはどれか。

(a) $^{19}_{9}F$の陽子の数と中性子の数は等しい。

(b) Ne 原子の電子の数は K 殻 2 個，L 殻 8 個である。

(c) Mg^{2+}の電子配置は，Ar 原子と同一の電子配置をもつ。

(d) Li, Na, K などのアルカリ金属の原子は，イオン化エネルギー（第一イオン化エネルギー）が小さい。

(1) [(a), (b)]　　　(2) [(a), (c)]　　　(3) [(a), (d)]
(4) [(b), (c)]　　　(5) [(b), (d)]　　　(6) [(c), (d)]
(7) [(a), (b), (c)]　(8) [(a), (b), (d)]　(9) [(a), (c), (d)]
(10) [(b), (c), (d)]

問3 次の反応が平衡状態にあるとき，【　　】内の操作を行うと，平衡が右に移動する反応をすべて含む組み合わせはどれか。

(a) CO（気）$+ 2H_2$（気）$= CH_3OH$（気）$+ 105\ kJ$　　　【圧力一定で，冷却する】

(b) $CaCO_3$（固）$\rightleftarrows CaO$（固）$+ CO_2$（気）【温度一定で，加圧する】

(c) $2SO_2$（気）$+ O_2$（気）$\rightleftarrows 2SO_3$（気）　　【適切な触媒を加える】

(d) N_2（気）$+ 3H_2$（気）$\rightleftarrows 2NH_3$（気）　　　【温度，圧力一定で，N_2（気）を加える】

(1) [(a), (b)]　　　(2) [(a), (c)]　　　(3) [(a), (d)]
(4) [(b), (c)]　　　(5) [(b), (d)]　　　(6) [(c), (d)]
(7) [(a), (b), (c)]　(8) [(a), (b), (d)]　(9) [(a), (c), (d)]
(10) [(b), (c), (d)]

問4 Al^{3+}，Cu^{2+}，Fe^{3+}，Pb^{2+}，Zn^{2+}のすべてを含む混合溶液について，下図に示すような操作を行い各イオンを分離した。次の記述のうち，正しいもののみをすべて含む組み合わせはどれか。

マーク式解答欄　**4**

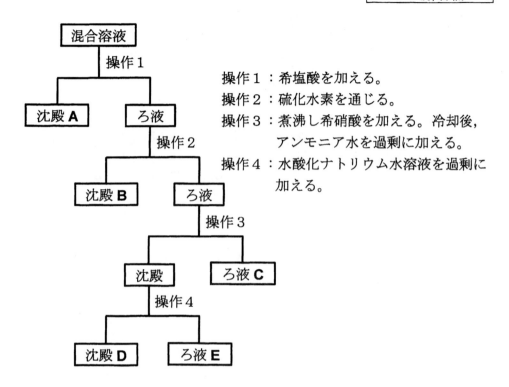

操作1：希塩酸を加える。
操作2：硫化水素を通じる。
操作3：煮沸し希硝酸を加える。冷却後，アンモニア水を過剰に加える。
操作4：水酸化ナトリウム水溶液を過剰に加える。

(a) 沈殿 **A** は白色であり，沈殿 **B** は黒色である。
(b) ろ液 **C** には，[Cu(NH$_3$)$_4$]$^{2+}$ が存在する。
(c) 沈殿 **D** は，緑白色の Fe(OH)$_2$ である。
(d) ろ液 **E** には，[Al(OH)$_4$]$^-$ が存在する。

(1)　[(a), (b)]　　　　(2)　[(a), (c)]　　　　(3)　[(a), (d)]
(4)　[(b), (c)]　　　　(5)　[(b), (d)]　　　　(6)　[(c), (d)]
(7)　[(a), (b), (c)]　　(8)　[(a), (b), (d)]　　(9)　[(a), (c), (d)]
(10)　[(b), (c), (d)]

問5 次の反応で発生する気体のうち，無色で下方置換により捕集するもののみをすべて含む組み合わせはどれか。

マーク式解答欄 5

(a) 硫化鉄（**II**）に希硫酸を加える。

(b) 塩化アンモニウムと水酸化カルシウムの混合物を加熱する。

(c) 銅と濃硝酸を反応させる。

(d) ギ酸に濃硫酸を加えて加熱する。

 (1) ［(a)］   **(2)** ［(b)］   **(3)** ［(c)］

 (4) ［(d)］   **(5)** ［(a), (b)］ **(6)** ［(a), (c)］

 (7) ［(a), (d)］ **(8)** ［(b), (c)］ **(9)** ［(b), (d)］

 (10) ［(c), (d)］

2 　　次の問い（**問 6 〜 問 7**）に答えよ。　　　　　　　（１０点）

問 6　次の **(a)** 〜 **(d)** に示した **2** 種類の化合物とそれらを区別する方法と
して，適切なもののみをすべて含む組み合わせはどれか。

マーク式解答欄　**6**

〔**2** 種類の化合物〕	〔区別する方法〕
(a)　酢酸と酢酸エチル	水に一方のみがよく溶ける
(b)　ギ酸とホルムアルデヒド	アンモニア性硝酸銀水溶液を加えて温めると，一方のみが銀を析出させる
(c)　フェノールと安息香酸	塩化鉄 **(III)** 水溶液を加えると，一方のみが青〜赤紫色を呈する
(d)　ニトロベンゼンとアニリン	希塩酸に一方のみがよく溶ける

(1)　[(a), (b)]　　　(2)　[(a), (c)]　　　(3)　[(a), (d)]

(4)　[(b), (c)]　　　(5)　[(b), (d)]　　　(6)　[(c), (d)]

(7)　[(a), (b), (c)]　(8)　[(a), (b), (d)]　(9)　[(a), (c), (d)]

(10)　[(b), (c), (d)]

問7 下記の化合物 **A～E** に関する記述のうち，正しいもののみをすべて
含む組み合わせはどれか。

マーク式解答欄　7

A B C

D E

(a) **A** と **B** にそれぞれ適切な触媒を用いて水素を付加させると，同じ化合
物が得られる。

(b) **A** と **D** には幾何異性体が存在する。

(c) **C** と **E** にそれぞれ臭素を付加させると，いずれからも不斉炭素原子を
もつ化合物が得られる。

(d) **D** のすべての炭素原子は，同一平面上に存在する。

(1)　[(a), (b)]　　　(2)　[(a), (c)]　　　(3)　[(a), (d)]
(4)　[(b), (c)]　　　(5)　[(b), (d)]　　　(6)　[(c), (d)]
(7)　[(a), (b), (c)]　(8)　[(a), (b), (d)]　(9)　[(a), (c), (d)]
(10)　[(b), (c), (d)]

3 | 次の記述を読んで，問い（**問8〜問10**）に答えよ。 （16点）

　下図のように，中央を素焼き板で仕切り，一方の電極 **A** に亜鉛板，電解質溶液に硫酸亜鉛水溶液を用い，他方の電極 **B** に銅板，電解質溶液に硫酸銅（**II**）水溶液を用いて，両方の電極板を導線でつないだ電池がある。ただし，硫酸亜鉛水溶液と硫酸銅（**II**）水溶液の濃度は等しいものとする。

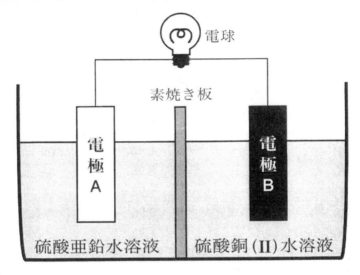

問8　次の記述のうち，正しいもののみをすべて含む組み合わせはどれか。

マーク式解答欄　**8**

(a) 上図はボルタ電池である。
(b) 電極 **A** では水素が発生する。
(c) 上図では，2 種類の電極板のイオン化傾向の大きい方が負極になる。
(d) 電極 **A** をマグネシウム板，電解質溶液を硫酸マグネシウム水溶液に変えると，亜鉛のときよりも起電力は大きくなる。

(1)　[(a), (b)]　　　(2)　[(a), (c)]　　　(3)　[(a), (d)]
(4)　[(b), (c)]　　　(5)　[(b), (d)]　　　(6)　[(c), (d)]
(7)　[(a), (b), (c)]　(8)　[(a), (b), (d)]　(9)　[(a), (c), (d)]
(10)　[(b), (c), (d)]

問9　下記の文章中の **[ア]** ～ **[ウ]** にあてはまる語句または数値として正しい組み合わせはどれか。

　図の電池において，**2** 時間放電後，亜鉛板の質量が **1.95 g [ア]** した。このとき，銅板の質量は **[イ] g [ウ]** した。ただし，放電に関与する反応以外の化学反応は起こらないものとする。

	[ア]	[イ]	[ウ]
(1)	増加	0.96	増加
(2)	増加	1.92	増加
(3)	増加	0.96	減少
(4)	増加	1.92	減少
(5)	減少	0.96	増加
(6)	減少	1.92	増加
(7)	減少	0.96	減少
(8)	減少	1.92	減少

問10　問9において，放電中の平均の電流値〔**A**〕として，最も近い値を選べ。

(1)　0.25　　(2)　0.40　　(3)　0.80　　(4)　1.6

(5)　3.2　　(6)　16　　(7)　24　　(8)　48

4 次の記述を読んで，問い（**問11〜問15**）に答えよ。（26点）

食酢中の酢酸の含有量を調べるために以下のような実験を行った。なお，食酢中には酸として酢酸のみが含まれているものとする。

1. 食酢 **10 mL** を ［ **ア** ］で正確にはかりとり，これを **100 mL** の ［ **イ** ］を用いて蒸留水で正確に **10** 倍に希釈した。
2. **1.** で希釈した食酢溶液 **10 mL** を ［ **ア** ］ではかりとり，コニカルビーカーに入れ，そこに指示薬を数滴加えた。
3. **0.10 mol/L** の水酸化ナトリウム水溶液を ［ **ウ** ］に入れて，コニカルビーカー中の食酢水溶液を滴定したところ，中和点までに **8.0 mL** を要した。

問11 文中の ［ **ア** ］〜［ **ウ** ］に当てはまる語句として正しい組み合わせはどれか。

マーク式解答欄 11

	［ ア ］	［ イ ］	［ ウ ］
(1)	メスシリンダー	ビーカー	ビュレット
(2)	メスシリンダー	ビーカー	ホールピペット
(3)	メスシリンダー	メスフラスコ	ビュレット
(4)	駒込ピペット	メスフラスコ	ホールピペット
(5)	駒込ピペット	ビーカー	ビュレット
(6)	駒込ピペット	ビーカー	ホールピペット
(7)	ホールピペット	メスフラスコ	ビュレット
(8)	ホールピペット	メスフラスコ	ホールピペット
(9)	ホールピペット	ビーカー	ビュレット

問12 文中の下線部で用いる最も適切な指示薬はどれか。

マーク式解答欄 **12**

(1) メチルオレンジ　　(2) ヨウ素ヨウ化カリウム水溶液（ヨウ素溶液）
(3) メチルレッド　　(4) ブロモチモールブルー
(5) デンプン溶液　　(6) フェノールフタレイン

問13 もとの食酢に含まれる酢酸のモル濃度〔mol/L〕はいくらか。最も近い値を選べ。

マーク式解答欄 **13**

(1) 0.040　　(2) 0.080　　(3) 0.16　　(4) 0.40
(5) 0.80　　(6) 1.6　　(7) 4.0　　(8) 8.0

問14 もとの食酢に含まれる酢酸の質量パーセント濃度〔%〕はいくらか。最も近い値を選べ。ただし，食酢の密度は 1.0 g/cm³ とする。

マーク式解答欄 **14**

(1) 1.6　　(2) 2.4　　(3) 4.8　　(4) 6.0
(5) 8.0　　(6) 16　　(7) 24　　(8) 48

問１５ もとの食酢と同濃度の酢酸水溶液の pH はいくらか。最も近い値を選べ。ただし，酢酸の電離定数 K_a は 2.0×10^{-5} mol/L とし，酢酸の電離度は十分に小さいものとする。また，$\log 2 = 0.30$ とする。

マーク式解答欄　１５

(1) 2.0	(2) 2.4	(3) 2.8	(4) 3.0
(5) 3.4	(6) 3.8	(7) 4.0	(8) 4.4

5 次の記述を読んで，問い（**問16～問19**）に答えよ。 （19点）

　　下図はダイヤモンドの単位格子（1辺の長さが a〔cm〕）の立方体と，その一部を拡大したものである。単位格子には〇で示した面心立方格子の原子配置をとる原子と，八分割された格子（拡大図）の中心に一つおきに●で示した原子が配置されている。

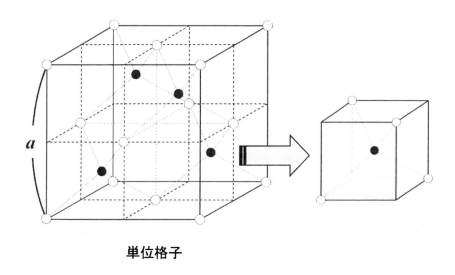

単位格子

問16 図の単位格子中に含まれる炭素原子は何個か。次の中から選べ。

マーク式解答欄　　16

(1)　2　　　　(2)　4　　　　(3)　6　　　　(4)　7
(5)　8　　　　(6)　9　　　　(7) 10　　　　(8) 12

問１７　ダイヤモンドの密度〔g/cm³〕はいくらか。次の中から選べ。ただし，アボガドロ定数を N_A とする。

(1) $\dfrac{N_A a^3}{144}$　　(2) $\dfrac{N_A a^3}{96}$　　(3) $\dfrac{N_A a^3}{84}$　　(4) $\dfrac{N_A a^3}{24}$

(5) $\dfrac{24}{N_A a^3}$　　(6) $\dfrac{84}{N_A a^3}$　　(7) $\dfrac{96}{N_A a^3}$　　(8) $\dfrac{144}{N_A a^3}$

問１８　八分割された格子の対角線での切断面は，下図のように表される。炭素原子の直径〔cm〕はいくらか。次の中から選べ。

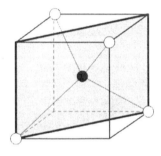 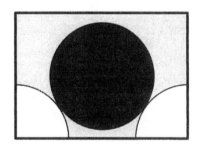

(1) $\dfrac{\sqrt{2}}{4}\,a$　　(2) $\dfrac{1}{3}\,a$　　(3) $\dfrac{\sqrt{3}}{4}\,a$　　(4) $\dfrac{1}{2}\,a$

(5) $\dfrac{\sqrt{3}}{3}\,a$　　(6) $\dfrac{\sqrt{2}}{2}\,a$　　(7) $\dfrac{\sqrt{3}}{2}\,a$　　(8) a

問19　次の記述のうち，正しいもののみをすべて含む組み合わせはどれか。

(a) ダイヤモンドでは，炭素原子間は共有結合でつながっている。
(b) ダイヤモンドは電気伝導性をもつ。
(c) ダイヤモンドと黒鉛は互いに同素体である。
(d) ダイヤモンドの燃焼熱と黒鉛の燃焼熱は等しい。

(1)　[(a), (b)]　　　(2)　[(a), (c)]　　　(3)　[(a), (d)]
(4)　[(b), (c)]　　　(5)　[(b), (d)]　　　(6)　[(c), (d)]
(7)　[(a), (b), (c)]　(8)　[(a), (b), (d)]　(9)　[(a), (c), (d)]
(10)　[(b), (c), (d)]

$\boxed{6}$ 次の記述を読んで，問い（**問20〜問25**）に答えよ。 （31点）

1. 分子式 $C_xH_yO_4$ で表される化合物 **A** の元素分析の結果，質量百分率は **C 58.0%，H 7.6%，O 34.4%**であった。

2. **1mol** の化合物 **A** に過剰の水酸化ナトリウム水溶液を加えて加水分解した後，希塩酸で酸性にすると，酸性化合物 **B** と中性化合物 **C** および **D** の **3** 種の化合物がそれぞれ **1 mol** ずつ生成した。

3. 化合物 **B** には幾何異性体が存在する。その **B** を約 **160 ℃** に加熱すると，分子内で脱水反応が起こり，化合物 **E** が生成した。

4. 化合物 **C** および **D** は，いずれも常温では液体であり，ナトリウムと反応して<u>気体</u>を発生させた。化合物 **D** はヨードホルム反応が陽性であったが，**C** は陰性であった。

5. 化合物 **C 0.45 g** を加熱して，**127℃** ですべて気体にしたところ，**500 mL** の体積をしめ，5.0×10^4 **Pa** を示した。

問20 化合物 **A** の分子式 $C_xH_yO_4$ として正しいものを選べ。

マーク式解答欄 20

(1) $C_4H_4O_4$ (2) $C_5H_6O_4$ (3) $C_6H_8O_4$
(4) $C_7H_{10}O_4$ (5) $C_8H_{12}O_4$ (6) $C_9H_{14}O_4$
(7) $C_{10}H_{16}O_4$ (8) $C_{12}H_{18}O_4$

問21 化合物 **C** の分子量として，最も近い値を選べ。

マーク式解答欄 21

(1) 32 (2) 46 (3) 60 (4) 74
(5) 88 (6) 102 (7) 116 (8) 120

問22 化合物 **C** および **D** がナトリウムと反応して発生した**気体**として正しいものはどれか。

マーク式解答欄 **22**

(1) 水素　　　　(2) 酸素　　　(3) 一酸化炭素　　(4) 二酸化炭素
(5) メタン

問23 化合物 **C** として正しいものはどれか。

マーク式解答欄 **23**

(1) メタノール　　　(2) エタノール　　　(3) 1-プロパノール
(4) 2-プロパノール (5) ジメチルエーテル (6) エチルメチルエーテル
(7) 1-ブタノール　　(8) 2-ブタノール

問24 化合物 **A〜E** に関する次の記述のうち，正しいもののみをすべて含む組み合わせはどれか。

マーク式解答欄 **24**

(a) 化合物 **A** にはエーテル構造が含まれる。
(b) 化合物 **B** はシュウ酸である。
(c) 化合物 **C** および **D** はいずれも水によく溶ける。
(d) 化合物 **E** は酸無水物とよばれる酸性化合物である。

(1) [(a)]　　　　(2) [(b)]　　　　(3) [(c)]
(4) [(d)]　　　　(5) [(a), (b)]　　(6) [(a), (c)]
(7) [(a), (d)]　　(8) [(b), (c)]　　(9) [(b), (d)]
(10) [(c), (d)]

問25 化合物 C を酸化して得られるカルボン酸と化合物 D を用いてエステル F を合成した。F の構造として正しいものはどれか。

$$\boxed{\text{ア}} - \overset{\overset{\displaystyle O}{\|}}{C} - O - \boxed{\text{イ}}$$

F

	ア	イ
(1)	CH_3	CH_3
(2)	CH_3	CH_2CH_3
(3)	CH_3	$CH_2CH_2CH_3$
(4)	CH_3CH_2	CH_3
(5)	CH_3CH_2	CH_2CH_3
(6)	CH_3CH_2	$CH_2CH_2CH_3$
(7)	$CH_3CH_2CH_2$	CH_3
(8)	$CH_3CH_2CH_2$	CH_2CH_3
(9)	$CH_3CH_2CH_2$	$CH_2CH_2CH_3$

英　語

解答　　　　　　　　　　　　　　30年度

推　薦

1

〔解答〕

問1　2	問2　2	問3　4	問4　1
問5　2	問6　2	問7　1	問8　2
問9　2	問10　6	問11　4	問12　1
問13　4	問14　2	問15　2	問16　2
問17　1	問18　3	問19　4	問20　5
問21　1	問22　4		

〔出題者が求めたポイント〕

問1　estimated「推定される」。gradually accumulated「徐々に蓄積される」。roughly calculated「おおよそ計算される」。slowly decreased「ゆっくりと減らされた」。certainly expected「確かに予想される」。

問2　according to ～「～によれば」。compared with ～「～に比べて」。in accordance with ～「～に従って」。owing to ～「～のせいで」。

問3～問5　正解の英文　These figures (sound troubling, but what do they exactly mean)?

問6　選択肢訳
1. ご存知のように、すべてのことには金がかかる。
2. 我々が山を登るにつれて、空気は冷たくなった。
3. それは以前と同じ結果になった。
4. 彼は若いが有能だ。

問7　小学校の需要は減るので、decreased の1が正解。

問8　高齢者向け施設の需要は増えるので、increased の2が正解。

問9～問11　正解の英文　they can be taken care of

問12～問14　正解の英文　with fewer passengers paying to ride

問15　「2050年まで」は、「約50年間」の2が一番近い。

問16～問18　正解の英文　more elderly (people are no longer able to drive)

問19　purchases の発音は [ə]。champion は [æ]。chart は [ɑ:]。chase は [ei]。teacher は [ə]。

問20　ウ → 第8段落第2文に一致　　カ → 第7段落第1文に一致

問21　選択肢訳
1. 結果として
2. しかし
3. 対照的に
4. 一方

問22　選択肢訳
1. 地元の学校は田舎のコミュニティセンターの役目を果たしている。
2. 田舎の小さな店は人口が減ると閉店するかも知れない。
3. 人々が田舎を去ると、医者もそこを去るかも知れない。
4. すべての地元配達サービスは、定期的仕事として一人暮らしの高齢者の日常チェックをしている。

〔全訳〕
ナショナル・リサーチ・センターによれば、2040年までに、日本の人口は現在の1億2,700万人から約1億700万人に減少する。さらに、2060年までに、その人口は約8700万人になると推定されている。

これは、日本の平均年齢が他のどこよりも高くなることを意味する。2040年には、各県の人口の30％以上が65歳以上になるだろう。北海道、東北地方の大部分、日本海沿岸の県、四国、そして九州のほとんどにおいて、2010年に比べて人口の20％以上が失われる。これらの数字は悩ましく聞こえるが、正確には何を意味しているのだろうか。

ひとつの影響は、社会サービス、特に医療および介護サービスの需要がますます高まることだ。これはより多くの費用を要するが、人口が減少するにつれて、総税収は減少する。労働力を増やすことが重要になる。それが税金を払い、そしてそれが社会サービスを賄うからだ。これが、できるだけ早期に女性や外国人労働者を雇うことが重要である理由のひとつだ。

今ひとつの影響は、インフラニーズの変化だ。小学校の需要が減り、高齢者施設の需要が高まる。高齢者は、介護を受けることができる、より集中化した施設のそばに移される必要がある。

路上の車両台数が減少し、道路整備が減る。トンネルと橋は、交通量と資金の不足のため閉鎖される可能性がある。都市部の公共交通機関は、乗車客の数が減っても、維持されねばならないだろう。

日本全体の過疎化を防ぐために、日本は何をすることができるのか？ 21世紀への変わり目に、国連の報告書が興味深い提案をした。それによれば、現在の労働人口を維持するには、日本は2050年まで年間約60万人の移民を受け入れる必要があると述べている。日本が、これほど多くの海外労働者を認める政治的意思を持っているかどうかは疑わしい。

若い日本人が農村を離れるのは、都市生活の魅力だけではない。単に、田舎には仕事がどんどん少なくなっているのだ。それで、若者は去り、自分が育った地域社会にとどまりたい高齢者は、自力でやっていくしかない。

人々が田舎を去ると、多くのことが変わる。バスや電車の公共交通機関は経費がかかり過ぎて維持できない。だから、田舎の交通のほとんどは、自家用車とトラックで構成されている。地元の人々は近くのスーパーマーケットに車で行き、必要なものを仕入れる。しかし、人口が高齢化するにつれて、もはや運転できない高齢者が増える。彼らは自分の野菜をいくらか栽培できるかも知れないが、他の食料や日用品は、「移動市場」に頼る。これらの小型トラックは車輪付きのミニスーパーマーケットだ。卵、ミルク、フルーツ、豆腐、味噌などの品揃え

がある。定期的に村から村へ移動し、小さな拡声器で到着を知らせる。呼べば聞こえる所にいる人々がやって来て、トラックが次の定期停車所に移動する前に、買い物をし、ちょっとした会話をする。

　子供の数の減少のために地元の学校が閉鎖され、コスト削減のために地元の郵便局が閉鎖されても、その代わりをするコミュニティセンターはない。小さなお店はシャッターを永久に下ろす。医師は引退するか、人口がより集中する場所に移動する。結果として、高齢者の定期健診が困難になる。外の世界との日常のつながりのひとつは、地元の配達サービスだ。一部の地域では、これらのサービスが、一人暮らしの高齢者を日常チェックする方法を試験している。医療を必要とする人がいると、配達人が援助を求めるのだ。

2

〔解答〕

問 23　4	問 24　1	問 25　1	問 26　4
問 27　2	問 28　3	問 29　4	問 30　1
問 31　4	問 32　2	問 33　3	問 34　3
問 35　1	問 36　2	問 37　1	問 38　2
問 39　5	問 40　4	問 41　1	問 42　1
問 43　2	問 44　2		

〔出題者が求めたポイント〕

問 23　「肥満」は「問題」なので、problem の 4 が正解。

問 24　「食品見本市にやって来た」ので came の 1 が正解。

問 25 ～問 28　growing「育てる」。preparing「調理する」。sharing「共有する」。teaching「教える」。

問 29　下線部は第 5 文型 SVOC なので、4 が正解。1 と 2 は第 3 文型。3 は第 4 文型。

問 30 ～問 33　正解の英文　those（who are not in）the habit（of eating）a wide（range）of（fresh food）open up to（new experiences）

問 34　eating「食べ物」を修飾する単語なので、unhealthy「不健康な」の 3 が正解。

問 35　inspire ＋ O ＋ to V で「～に…する気を起こさせる」という意味なので、to open の 1 が正解。

問 36　ultimately「究極的に」。dramatically「劇的に」。finally「最終的に」。immediately「すぐに」。mentally「精神的に」。

問 37 ～問 39　正解の英文　it is much（more difficult to get kids interested in good）food

問 40　本文の run は「～を運営する、経営する」という意味の他動詞なので、4 が正解。

問 41　One thing we know is that ～で「我々が知るひとつのことは～」。thing と we の間に関係代名詞が省略されている。

問 42　「（食べ物作りに）参加しない」という意味なので、they don't participate の 1 が正解。

問 43　invaluable「非常に価値ある」。completely worthless「全く無価値な」。extremely useful「きわ

めて有用な」。seeming to be untrue「真実でないように見える」。

問 44　ア → 第 5 段落第 1 文に一致　　ウ → 第 4 段落第 5 文に一致　　オ → 第 8 段落第 1 文に一致

〔全訳〕

　世界が拡大する肥満の流行に苦しむ中、米国とオーストラリアのスローフードの権威者が、イタリアに集まった国際運動家たちに、子供の食生活革命に参加するよう促した。

　「オーストラリアは、他の先進国と全く同じ問題を抱えている。それは非常な肥満率だ。地球全体で何らかの取り組みが必要だ」と、メルボルンのシェフ Stephanie Alexander は、トリノで開催された世界最大の食品見本市で語った。貧しい食習慣に取り組むために、2004 年に非営利のキッチンガーデン財団を設立する前、40 年にわたってトップシェフとして働いていた Alexander は、自分のプロジェクトについてインド、アフリカ、ブラジルの活動家に語りかけるためにやって来たのだ。

　米国、メキシコ、ニュージーランド、オーストラリアは世界の 4 大肥満国だが、南アフリカからインド、中国、ロシア、サウジアラビアに至るまで、世界中で肥満に冒された人々が増えている。「これは全て、良い食べ物と悪い食べ物の違いを子供に教える、教育の問題だ」と Alexander は語った。彼女は、スローフードに対する自分自身の情熱は、新鮮な自家製野菜を食べる喜びを教えてくれた、母と祖父母のおかげだとしている。

　現在 265 校で稼働中の彼女のプログラムでは、8 歳から 11 歳までの子供たちが、季節の食糧を学校菜園で育て、特別な訓練用のキッチンで調理し、昼食時にクラスメートと共有している。これがとても成功したので、肥満に取り組む方途を探し求めるオーストラリア政府は、このプロジェクトに 2,500 万ドルを投資した。そして約 3 万人の子供 ― まもなくこの数字は 2 倍になる ― に影響を与えている。「非常に短時間のうちに、幅広く新鮮な食物を食べる習慣を持たない人々が、新しい経験へと開かれていくのだ。彼らは自分が達成したことを非常に誇りに思っている。そして、我々は空の皿と大きな情熱を持っている」と彼女は語った。なかでも彼女のプロジェクトは、英国の有名シェフ Jamie Oliver を刺激した。英国では 11 歳の子供の 3 分の 1 以上が体重過剰か肥満だと見なされる。「彼の活動は現時点では、たった 2 校で、とてもゆっくりしたものだけどね」。

　Alexander はトリノにおいて、バークレーの有名な Chez Panisse レストランの創設者で、1986 年にイタリアでファーストフードや不健康な食べ物の撲滅に向けて設立されたスローフード運動の副理事長でもある米国のシェフ、Alice Waters と一緒にいた。Waters は、アメリカのファーストレディ、ミシェル・オバマを鼓舞し、ホワイトハウスにキッチンガーデンを開かせた女性として最もよく知られる。また彼女は、1995 年にカリフォルニアで設立した Edible Schoolyard プロジェクトにも多くの時間を費やしている。

　「私は、世界中のファーストフードと、それに付随す

る文化による洗脳を心配している。世界中のすべての学校で、スローフードの価値を教える必要がある」と、Waters はフェアの活気に満ちた食堂で語った。「我々は、成功事例を収集し、その活動を全国で、そして最終的には世界中で計画するために、カリフォルニアで仕事をしている」と Waters は言った。

　Waters の刺激を受けたプロジェクトのひとつは、サクラメントの学校の食用サック・ハイ・ガーデンとキッチンだ。これが特に興味深いのは、「高校では、子供たちにおいしい食物に興味を持たせることはなおさら難しい」からだ。「私が想像したのは、子供たち自身にカフェテリア全体の運営をさせ、同級生のためにすべての食事を調理することだ。彼らは予算を学び、外部社会への対応を行い、農家の人を見つけ、一緒に食べ物を調理する」と、彼女は語った。「我々が知るひとつのことは、子供が食べ物を作り育てるとき、彼らはみな、それを食べたがるということだ。参加しない場合に、彼らが食べたいと思うかどうかは分からないが、参加型の場合には本当にうまくいく」と彼女は付け加えた。

　Waters にとって、トリノの集まりは、新鮮な食べ物について語り、イタリアの文化から感化を受ける非常に価値ある機会だった。「イタリア人は極めて深い食文化を持っている。非常に多くの人がとても大切な裏庭を持っている。彼らは季節感を知っており、家族で一緒に食べるという考えを持っている」と彼女は語った。「今回の見本市は、こうした考えを再確認するだけでなく、良い知らせを広めるひとつの手段でもある。そして、それ ―― 希望に満ちた良い知らせ ―― こそ肥満に直面して、我々が必要としているものなのだ」。

❸
〔解答〕
問45 2　問46 3　問47 4　問48 2
問49 3　問50 1
〔出題者が求めたポイント〕
問45 Help yourself. で「ご自由にお取りください」の意味になる。
問46 had better V の否定は、had better not V となる。
問47 仮定法過去完了の帰結節なので、would have come ～となる。
問48 「病気で寝ているかも知れない」という意味なので、might be sick in bed が正解。
問49 According to ～「～によれば」。Judging from ～「～から判断すると」。Speaking of ～「～と言えば」。Taking after → こういう文頭副詞表現はない。
問50 I'm still intending to (go there). の意味で 1 が正解。
〔全訳〕
(ディックは日本の大学の海外留学生だ。彼は友人の太郎を訪問している。)
ディック：ハイ、太郎。
太郎　　：ハイ、ディック。入りなよ。

ディック：ワオ、外はすごく暑いよ！　何か飲みたいよ！
太郎　　：冷蔵庫にオレンジジュースがあるよ。ご自由にどうぞ。
ディック：ありがとう。もらうよ。がぶがぶ！
太郎　　：そんな冷たいジュース、飲みすぎない方がいいよ。
ディック：気にしないよ。のどが渇いているんだから。脱水状態になりたくないよ。
太郎　　：そうだね。こんなに暑い日には、十分水分を摂ることが大切だ。ところで、今日トムを見かけた？　彼は授業に出てたと思う？
ディック：出てないと思う。もし出ていれば、いつものようにボクのところに話に来たはずだ。
太郎　　：そうだね。
ディック：彼は病気で寝てるかもね。だって彼は学校を休むのが嫌いだから。後で彼を訪ねてみるよ。
太郎　　：彼は具合が良ければいいね。彼は、夏休みに両親に会いに国に帰ると言ってた。
ディック：あ～、そうなの。それは彼にとっていいことだね。休みと言えば、この夏の計画何かあるの？
太郎　　：え～と、この夏はバイトで忙しいんだ。金を貯めなくちゃいけないので。
ディック：君が今年のクリスマスにドイツに旅行したいって言ってたのを覚えているよ。
太郎　　：まだそのつもりでいるよ。そこのクリスマス・マーケットを見たいんだ。
ディック：それはとても素敵だね！　ホワイトクリスマスも楽しめるかもね。ホワイトクリスマスを考えたら、涼しくなったよ。

化　学

解答　　　30年度

1

〔解答〕

問1　⑨　　問2　⑤　　問3　解なし
問4　③　　問5　①

〔解答のプロセス〕

問1
- (a)　誤：$1kg = 1 \times 10^3(g) = 1 \times 10^6(mg)$
- (b)　正：$1dL(デシリットル) = 1 \times 10^{-1}L = 1 \times 10^2 mL$
　　なお，$1dm = 1 \times 10^{-1}m = 10cm$
　　　　　$1cm = 1 \times 10^{-2}m$
- (c)　誤：$1g/cm^3 = 1 \times 10^3 g/L$
　　$1L = 1000cm^3$
- (d)　正：Pa と N/m^2 は同じ。

問2
- (a)　誤：$^{19}_{9}F$：陽子数（＝原子番号）＝9
　　中性子数 $= 19 - 9 = 10 \neq$ 陽子数
- (b)　正：原子番号10である。
- (c)　誤：Ne と同じ。K(2)L(8)
　　$Mg：K(2)L(8)M(2) \longrightarrow Mg^{2+}：K(2)L(8)$
- (d)　正：イオン化エネルギーが小さい原子は，陽イオンになりやすい。アルカリ金属は，陽イオンになりやすい。

問3　問題の前提条件が不十分で正答が導けない場合があるので「解なし」とする。（大学当局より）
- (a)　正：冷却すると，発熱方向（右）に平衡が移動する。
- (b)　誤：温度によっては平衡が成立しないことがある。
- (c)　誤：触媒は平衡の移動に影響しない。
- (d)　正：加えた N_2 を減少させる方向，右に移動する。

問4　沈殿Aは，$PbCl_2$ で白色である。
沈殿Bは，CuS と操作1で沈殿しきれなかった（水に少し溶ける）$PbCl_2$ が PbS となり，沈殿する。CuS も PbS も黒色である。
濾液Cは，$Zn[(NH_3)_4]^{2+}$ が錯イオンとなり溶けている。
沈殿Dは，$Fe(OH)_3$ の赤褐色沈殿と $Al(OH)_3$（白色沈殿）の混合物。
溶液Eは，$Al(OH)_4^-$ を含む。$Al(OH)_3$ は両性水酸化物。
- (a)　正
- (b)　誤
- (c)　誤：操作3では，溶液の煮沸で H_2S を除き，さらに HNO_3 で，H_2S で還元された Fe^{2+} を Fe^{3+} に酸化している。
- (d)　正

問5　空気の平均分子量29より大きく，水に溶けやすい気体は，下方置換で捕集する。あてはまる無色の気体は，H_2S。以下の（　）内は，気体の分子量，色を表す。
- (a)　正：$FeS + H_2SO_4 \longrightarrow FeSO_4 + H_2S$（34，無色）

- (b)　誤：$2NH_4Cl + Ca(OH)_2$
　　　　　$\longrightarrow CaCl_2 + 2H_2O + 2NH_3$（17，無色）
- (c)　誤：$Cu + 4HNO_3$
　　　　　$\longrightarrow Cu(NO_3)_2 + 2H_2O + 2NO_2$（46，赤褐色）
- (d)　誤：$HCOOH \longrightarrow H_2O + CO$（28，無色）（濃硫酸は脱水剤）

2

〔解答〕

問6　⑨　　問7　②

〔解答のプロセス〕

問6
- (a)　正：酢酸エチルは水に溶けない。水に浮く。
- (b)　誤：両方とも銀鏡反応が陽性。
- (c)　正：フェノールにはベンゼン環に OH があり，塩化鉄(Ⅲ)反応は陽性。安息香酸にはこの反応はない。
- (d)　正：ニトロベンゼンは水に溶けない。アニリンは，HCl と塩を作って水に溶ける。
　　$C_6H_5NH_2 + HCl \longrightarrow C_6H_5NH_3^+Cl^-$

問7
- (a)　正：A，B に H_2 が付加し A′，B′ になると，A′ と B′ は同一。
　　　　A′　　　　　　　B′
　　$CH_3CH_2CHCH_3$　$CH_3CHCH_2CH_3$
　　　　　　|　　　　　　　　|
　　　　　CH_3　　　　　　CH_3
- (b)　誤：D には，幾何異性体はあるが，A には，ない。
- (c)　正：$\overset{*}{C}$：不斉炭素原子
　　C からの生成物：$CH_2Br-\overset{*}{C}HBr-CH(CH_3)_2$
　　E からの生成物：$CH_2Br-\overset{*}{C}HBr-CH_2CH_3$
- (d)　誤：$-CH_2CH_3$ の $-CH_3$ の C は，同一平面上にない。

3

〔解答〕

問8　⑥　　問9　⑥　　問10　③

〔解答のプロセス〕

問8
- (a)　誤：ダニエル電池である。
- (b)　誤：H_2 は，発生しない。
- (c)　正：
- (d)　正：イオン化傾向は Mg＞Zn だから，イオン化傾向の大きい金属ほど，負になりやすく，起電力は大きい。

問9　（負極）$Zn \longrightarrow Zn^{2+} + 2e^-$
　　　（正極）$Cu^{2+} + 2e^- \longrightarrow Cu$
2mol の e^- の電気量で，負極の Zn は 1mol 減少し，正極の Cu は 1mol 増加する。　Cu＝64　Zn＝65

電気量(mol) $= (1.95/65) \times 2 = 0.06$(mol) $\cdots$(1)

Cu の生成量を x(g)とする。

電気量(mol) $= (x/64) \times 2$(mol) $\cdots$(2)

(1)＝(2)から

$x = 1.92$(g) $\cdots$(答)

問10 x(A)とする。

$$\frac{x \times 2 \times 60 \times 60 (\text{C})}{9.65 \times 10^4 (\text{C/mol})} = 0.06 (\text{mol})$$

$x = 0.804 = 0.80$(A) $\cdots$(答)

④

〔解答〕

問11 ⑦　　問12 ⑥　　問13 ⑤

問14 ③　　問15 ②

〔解答のプロセス〕

問11　ホールピペットは，溶液を正確に測り取る器具。
メスフラスコは，正確な濃度の溶液をつくる器具。
ビュレットは，目盛りの差から，滴下量を読み取る器具。

問12　弱酸(CH_3COOH)と強塩基($NaOH$)の反応なので，中和点は塩基性。塩基性に変色領域があるフェノールフタレインを指示薬とする

問13　$CH_3COOH + NaOH \longrightarrow CH_3COONa + H_2O$

うすめた食酢のモル濃度 x(mol/L)

$1 \times x \times (10/1000) = 1 \times 0.10 \times (8.0/1000)$

$x = 0.080$(mol/L)

もとの食酢：0.80(mol/L)

問14　CH_3COOH(式量60)

$(0.80 \times 60/1000) \times 100 = 4.8(\%)$ $\cdots$(答)

問15　$[H^+] = \sqrt{0.80 \times 2.0 \times 10^{-5}} = 2^2 \times 10^{-3}$

$pH = -\log[H^+] = 3 - 2\log 2 = 2.4$ $\cdots$(答)

⑤

〔解答〕

問16 ⑤　　問17 ⑦　　問18 ③　　問19 ②

〔解答のプロセス〕

問16　頂点の球 $= (1/8) \times 8 = 1$

面の球 $= (1/2) \times 6 = 3$

これに，黒塗りの球4個を加えて，

合計8個 $\cdots$(答)

問17　単位格子の質量 $= (12/N_A) \times 8$(g)

単位格子の体積 $= a^3$(cm³)

密度(g/cm³) $= \dfrac{96}{N_A a^3}$

問18　長方形の縦 $= (1/2)a$

長方形の横 $= (1/2)(\sqrt{2} \cdot a)$

長方形の対角線 $= 2x$（球の直径を x とする）

$[(1/2)a]^2 + [(1/2)\sqrt{2} \cdot a]^2 = (2x)^2$

$x = \dfrac{\sqrt{3}}{4} a$

問19

(a)　正：

(b)　誤：電気伝導性を持つのは黒鉛。

(c)　正：

(d)　誤：黒鉛の炭素原子は，3本の共有結合と自由電子を持つのに対し，ダイヤモンドの炭素原子は4本の共有結合をもち，物質の持つ化学エネルギーが異なるため，燃焼熱も異なる。

⑥

〔解答〕

問20 ⑥　　問21 ③　　問22 ①

問23 ③　　問24 ③　　問25 ⑤

〔解答のプロセス〕

問20　C：H：O

$= (58.0/12):(7.6/1):(34.4/16) = 4.83:7.6:2.15$

加水分解により，2個のアルコールと1個のジカルボン酸を生じているので，酸素原子は4個ある。C, H を 2.15/4 で割ると，

C：H：O $= 8.99:14.1:4$

分子式：$C_9H_{14}O_4$ $\cdots$(答)

問21　分子量を M とする。500mL = 0.5L

$(5.0 \times 10^4)(0.5)$

$= (0.45/M) 8.3 \times 10^3 \times (127 + 273)$

$M = 59.76 = 60$ $\cdots$(答)

問22　$R-OH + Na \longrightarrow R-ONa + (1/2)H_2$

問23　アルコールを $C_nH_{2n+1}OH$ とする。分子量より，

$12n + 2n + 1 + 16 + 1 = 60$

$n = 3$

また，ヨードホルム反応陰性から，

$CH_3CH_2CH_2OH$：1-プロパノール $\cdots$(答)

問24　全体の分子式から，アルコール C，2価カルボン酸 $2COOH(C_2H_2O_4)$ を除くと，

$C_9H_{14}O_4$

$-C_3H_8O$

$-C_2H_2O_4$

$+2H_2O$

$\overline{\hspace{3cm}}$

C_4H_8O …不飽和数は1

ジカルボン酸Bに幾何異性体があることから C_2H_2（ジカルボン酸B）と C_2H_6O（アルコールD）に分かれる。全体は次のようである。

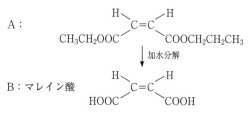

A：

B：マレイン酸

C：1-プロパノール　$CH_3CH_2CH_2OH$

D：エタノール　CH_3CH_2OH

E：酸無水物の生成

(a) 誤：エステルである。

(b) 誤：化合物Bは，マレイン酸。

(c) 正：低分子のアルコールは水によく溶ける。

(d) 誤：酸無水物は水に溶けないので，酸性を示さない。

問 25　化合物 C を酸化する。

$$CH_3CH_2CH_2OH \longrightarrow CH_3CH_2CHO$$
$$\longrightarrow CH_3CH_2COOH$$

化合物 D とエステルを作る。

$$CH_3CH_2COOH + C_2H_5OH$$
$$\longrightarrow CH_3CH_2-COO-CH_2CH_3 + H_2O$$

ア：CH_3CH_2　　イ：CH_2CH_3

神戸薬科大学　薬学部(推薦)入試問題と解答

令和5年5月29日　初版第1刷発行

編　集　みすず学苑中央教育研究所

発行所　株式会社ミスズ　　　　　　　　　定価　本体 3,100 円＋税

〒167−0053

東京都杉並区西荻南2丁目17番8号

ミスズビル1階

電　話　03(5941)2924(代)

印刷所　タカセ株式会社

本書の一部又は全部の複製、転写、コピーは著作権に触れるので禁止する。

ISBN978-4-86492-973-8